Lemole

Die Lymphe – der Schlüssel zu Ihrer Gesundheit

Liebe Leserin, lieber Leser,

wenn es um die eigene Gesundheit geht, darf man nichts dem Zufall überlassen. »Für eine bessere Medizin und mehr Gesundheit im Leben«: So lautet das Qualitätsversprechen der Marke Thieme. Ärztlich Tätige, Pflegekräfte, Physiotherapeuten oder Hebammen – sie alle verlassen sich darauf, dass sie von Thieme, dem führenden Anbieter von medizinischen Fachinformationen und Services, die entscheidenden Informationen zur richtigen Zeit am richtigen Ort bekommen. So können sie die Menschen, die sich ihnen anvertrauen, bestmöglich unterstützen. Auch Sie können sich auf die TRIAS Ratgeber mit dem Thieme Qualitätssiegel verlassen! Diese Informationsangebote helfen Ihnen dabei, die richtigen Entscheidungen zu treffen, wenn es um Ihre Gesundheit geht, selbst daran mitzuwirken, gesund zu werden, sich gesund zu erhalten oder das Fortschreiten einer Erkrankung zu vermeiden. Mit einem TRIAS Titel aus dem Hause Thieme überlassen Sie Ihre Gesundheit nicht dem Zufall!

Ihr TRIAS Team

Gerald L. Lemole Sr., MD, erhielt seinen medizinischen Abschluss und seine chirurgische Facharztausbildung an der Temple University School of Medicine. In Houston, Texas, erwarb er seinen Facharzt in Herzchirurgie. Im Jahr 1968 gehörte er zu dem Chirurgenteam, das die erste erfolgreiche Herztransplantation in den Vereinigten Staaten durchführte. 1986 wurde er zum Leiter der Herzchirurgie am Medical Center of Delaware ernannt, wo er den ersten Koronararterien-Bypass in Delaware durchführte. Später wurde Dr. Lemole vom American Board of Integrative Medicine zertifiziert und trat die Stelle des Direktors der Integrativen Pflege bei Christiana Care an. Gerald M. Lemole hat mehr als 150 medizinische Artikel, Buchkapitel und Leitartikel für Fachpublikationen verfasst. Er hat Bücher über integrative Medizin geschrieben und auf der ganzen Welt Vorlesungen gehalten.

Für Dr. John Daly (1947–2021), Dekan der medizinischen Fakultät der Temple University, der am 26. März 2021 plötzlich und unerwartet von uns gegangen ist.
Er war ein ausgezeichneter Dekan, Lehrer, Wissenschaftler und Verwalter, ein erstklassiger Chirurg und Forscher, aber vor allem ein hervorragender Arzt, ein wahrer Freund und edler Mensch.

Dr. Gerald M. Lemole

Die Lymphe – der Schlüssel zu Ihrer Gesundheit

Krankmacher frühzeitig ausschalten und das Immunsystem stärken. Lymphdrainage, Ernährung, Yoga, Bewegung.

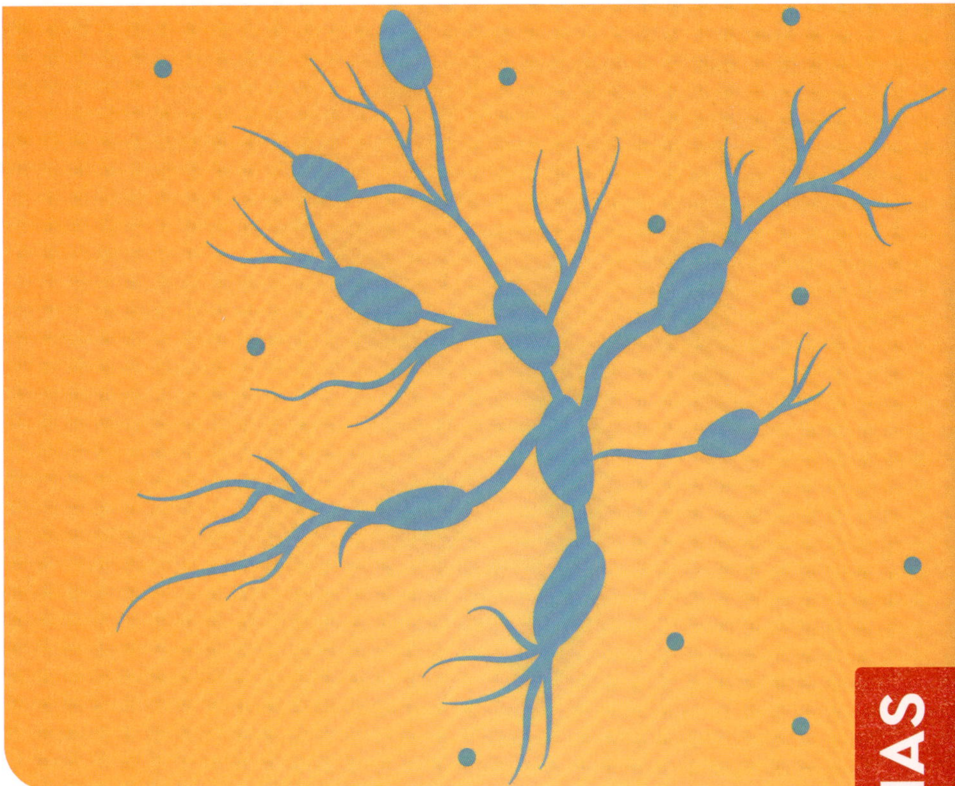

TRIAS

Danksagungen

Zunächst möchte ich meinen Partnern beim Schreiben dieses Buches, Dr. Dwight McKee und Sandra McLanahan, danken, ohne deren Hilfe, Wissen und Erfahrung dieses Buch nicht hätte geschrieben werden können. Ein großes Lob geht auch an Ted Spiker, einen wahren Wortschöpfer, der unsere medizinische Fachsprache in einen lesbaren, unterhaltsamen Text verwandelt hat.

Ich möchte mich auch bei meiner brillanten und wunderschönen Frau Emily Jane bedanken, die die wahre Motivation hinter diesem Buch ist und die die Abschnitte über Ernährung, Speisepläne und Nahrungsergänzungsmittel in diesem Buch überarbeitet und vervollständigt hat. Außerdem bei meiner Enkelin Daphne Oz, die ihrer Großmutter geholfen hat, und meinem Schwiegersohn Dr. Mehmet Oz für seinen medizinischen und praktischen Scharfsinn sowie seine Unterstützung.

Vielen Dank an meine Verwaltungsassistentin Eileen McKieran, die Transaktionen, Schreibarbeiten und die Produktion erleichtert hat; an Christine Smythe und Doris Odhner für ihr hervorragendes Korrekturlesen; an Chris Conway, der bei den Dosierungsempfehlungen für die Nahrungsergänzungsmittel geholfen hat, und an Laura Arnold für ihre Arbeit an den Rezepten. Und schließlich an das Team von Scribner, angefangen bei Roz Lippel, die nicht nur die richtigen Wörter ausgewählt, sondern auch die falschen aufgespürt hat. Vielen Dank auch an Rebekah Jett, Katie Rizzo und Mia O'Neill.

9 Die Lymphe und ihr Einfluss auf den Körper

10 Lernen Sie Ihren »geheimen Fluss« kennen

16 Unterwegs im Flow

24 Herzkrankheiten

35 Krebserkrankungen

42 Exkurs: COVID-19 und die Lymphe

44 Verdauungsprobleme

53 Gewichtsmanagement

58 Gehirn und Geist

72 Kraftstoff für den Lymphfluss

85 Schneller Fluss

95 Sanfter Fluss

104 Spiritualität und Lymphe

111 Praktische Unterstützung für die Lymphe

112 Lymphfreundliche Ernährung

131 Yoga-Basics für die Lymphe

143 Stichwortverzeichnis

Liebe Leserinnen, liebe Leser,

die westliche Medizin betrachtet den Körper oft nur in seinen Einzelteilen – das geschwächte Herz, das alternde Gehirn, das arthritische Knie. Dabei geht es gar nicht nur um die Teile des Körpers, es geht um den Körper als Ganzes.

Dieses »Ganze« besteht aus Systemen, die manchmal miteinander im Einklang stehen, manchmal aber auch nicht. Für optimale Gesundheit, Wohlbefinden und jugendliche Energie sollten all diese körperlichen Systeme zusammenarbeiten und gemeinsam Einfluss auf alles haben, was wir tun.

Dr. Gerald Lemole hat ein System erforscht, das bisher noch nicht erschlossen wurde, das Lymphsystem. Die meisten von uns hören das Wort »Lymphe« und assoziieren es mit dem Wort »Krebs«. Aber wie Dr. Lemole erklärt, ist das Lymphsystem dafür verantwortlich, dass unsere vielen anderen Systeme richtig, effizient und optimal zusammenarbeiten.

Dr. Lemole ist ein bahnbrechender Herz-Thorax-Chirurg und einer der ersten Ärzte, der erkannte, wie die Lymphe alle Aspekte unserer Gesundheit beeinflusst. Er bezeichnet das Lymphsystem als »geheimen Fluss der Gesundheit«. Und das ist wahr. Das Lymphsystem – bestehend aus Lymphknoten, Gefäßen und Flüssigkeiten – ist in der breiten Öffentlichkeit und in medizinischen Kreisen aus verschiedenen Gründen noch nicht gut untersucht und verstanden worden. Wir haben noch nicht herausgefunden, wie man es messen kann, um zu beurteilen, ob man einen guten oder einen schlechten Durchfluss hat. Wie Dr. Lemole darlegt, schützt die Lymphe Organe, Blutgefäße und andere Systeme vor Zellmüll, Giftstoffen und anderen Bedrohungen ihrer Funktion.

Der entscheidende Punkt ist: Ein starker Lymphfluss führt zu einem gesünderen Leben. Bei einem stagnierenden oder langsamen Fluss besteht ein höheres Risiko für Störungen und Dysfunktionen. In diesem Buch führt Dr. Lemole Sie durch die Biologie dieses Systems, um Sie über seine Bedeutung und seinen Einfluss auf den gesamten Körper aufzuklären.

Dr. Lemole zeigt,

- welche Bedeutung des Lymphsystems als eigenständige Einheit hat und dass es nicht nur als »Zuarbeiter« für die »Stars« Kreislauf- und Verdauungssystem fungiert,
- welche Rolle es bei der Behandlung zahlreicher altersbedingter Erkrankungen spielt, zum Beispiel Erkrankungen des Gehirns, des Herzens und des Immunsystems,
- wie Sie durch Änderungen Ihres Lebensstils den Lymphfluss verbessern können, um chronische Entzündungen einzudämmen. Sie sind die Ursache vieler Erkrankungen, die mit dem Altern, geringer Energie und allgemeiner Dysfunktion einhergehen.

Dr. Lemole teilt meine Leidenschaft für Lebensmittel und ihre heilende Wirkung, die durch eine Vielzahl von Forschungsergebnissen gestützt wird. In diesem Buch stellt er Lebensmittel und die darin enthaltenen Nährstoffe vor, die nachweislich das Lymphsystem beeinflussen. Darüber hinaus zeigt er einige überraschende und sogar lustige Möglichkeiten auf, wie Sie die Funktion Ihres Lymphsystems verbessern können. Wer hätte gedacht, dass ein guter Witz dem Lymphfluss tatsächlich verbessern kann?

Die Geschichte des Lymphsystems ist eine faszinierende Geschichte – eine Geschichte, die noch nie im Zusammenhang mit der allgemeinen Gesundheit erzählt wurde. Und Dr. Lemole – in seiner gesamten Karriere ein Vordenker – hat es wieder geschafft: Er lehrt uns etwas über ein System, das noch nicht gut verstanden wurde – das aber verstanden werden sollte.

Dr. Mark Hyman, Pritzker Foundation, Lehrstuhl für funktionelle Medizin, Cleveland, Clinic Lerner College of Medicine

Die Lymphe und ihr Einfluss auf den Körper

Lernen Sie Ihren »geheimen Fluss« kennen

Wer schon einmal ein Bild eines Skeletts oder ein Poster des menschlichen Körpers an der Wand einer Arztpraxis betrachtet hat, hat ein grundlegendes Verständnis davon, wie der Körper aufgebaut ist: Wir haben viele harte Teile (unsere Knochen), viele weiche Teile (unsere Organe) und eine Reihe von Tunneln und Autobahnen, die Substanzen von Punkt A nach Punkt B transportieren. Unser Blut fließt in das Herz hinein und aus ihm heraus, unsere Gedanken und Bewegungsimpulse werden von einem Neuron zum anderen weitergeleitet, und unsere Nahrung kommt durch eine Öffnung in unseren Körper hinein und durch eine andere wieder heraus.

Die meisten Menschen brauchen weder einen Doktortitel noch einen Arzt, um ein gesundes Leben zu führen. Trotzdem ist es wichtig, die Systeme des Körpers zu verstehen. Die Forschung hat gezeigt, dass besonders ein System – das Lymphsystem – der Schlüssel zu Langlebigkeit, Krankheitsvorbeugung und zu Gesundheit und Vitalität ist. Dennoch ist weder in der Forschung noch in der Medizin und schon gar nicht in der Öffentlichkeit viel darüber bekannt.

Das möchte ich ändern, denn während meiner jahrzehntelangen Tätigkeit als Herz- und Gefäßchirurg habe ich die Wirkung und die Vorteile eines gesunden Lymphsystems gesehen. Und ich habe erkannt, welchen Einfluss es – im Guten wie im Schlechten – auf unsere Gesundheit, unser Wohlbefinden und unsere Lebenserwartung haben kann.

Für dieses Buch habe ich mit zwei meiner kompetentesten und sehr geschätzten Kollegen der integrativen Medizin, Dr. Dwight McKee und Dr. Sandra McLanahan, zusammengearbeitet, um die Kraft und das Potenzial des Lymphsystems zu erklären, das ich oft als »geheimen Fluss der Gesundheit« bezeichne. Dieser geheime Fluss funktioniert, wie der Name schon sagt, praktisch unbemerkt.

Der Begriff »Lymphgefäße« wird oft mit Krebs in Verbindung gebracht, weil das Lymphsystem einer der wichtigsten Kanäle ist, über die sich Krebs im Körper ausbreitet. Forscher haben sich hauptsächlich darauf konzentriert, ein Wundermittel zu finden, das die Ausbreitung von Krebs über die Lymphbahnen stoppt. Nur wenige haben sich mit der Physik des normalen Lymphsystems befasst und damit, wie es über die Funktionsweise bei Krebs hinaus andere Bereiche des Körpers beeinflussen kann.

Welche Aufgaben hat das Lymphsystem?

In den Lymphgefäßen werden unsere täglichen biologischen Kämpfe gewonnen und verloren. Die Forschung beginnt zu zeigen, dass ein gesundes Lymphsystem nicht nur bei der Vorbeugung und Bekämpfung von Krebs eine Rolle spielt, sondern auch von Herzkrankheiten, Gehirnerkrankungen, Magen-Darm-Problemen und vielem mehr.

Das Lymphsystem ist an praktisch jedem größeren Problem beteiligt, das im Körper auftreten kann. Es wird auch als »Aschenputtel der Medizin« bezeichnet, weil es unterschätzt wird, aber mit der wichtigsten Aufgabe betraut ist. Das Lymphsystem, das Gewebe, Organe, Flüssigkeiten und Gefäße umfasst, beeinflusst jedes andere System im Körper. Je besser die Lymphe fließt, desto besser funktioniert der Körper.

Zu Beginn meiner medizinischen Laufbahn war ich in der Herzchirurgie tätig. In Zusammenarbeit mit einem erfahrenen Pathologen sah ich, dass die Lymphgefäße von Menschen mit Herzproblemen verstopft, trübe und verschmutzt waren. Die Lymphgefäße von gesunden Patienten dagegen waren kristallklar. Es war ein Unterschied wie zwischen einem Abwassersystem und karibischen Gewässern. Das führte dazu, dass ich mich jahrzehntelang in der Forschung und in der klinischen Arbeit mit der Rolle des Lymphsystems bei Gesunden und Kranken beschäftigte.

Anhand der Metapher eines Flusses, der durch unseren Körper fließt, möchten wir Sie auf eine anatomische Reise mitnehmen, die die Funktionsweise der Lymphe entmystifiziert, sodass sie zu einem ebenso alltäglichen biologischen Konzept wird wie Cholesterin oder Blutzucker.

Unser Ziel ist es, Ihnen zu helfen, Ihren Lymphfluss zu verbessern. Dadurch wird Ihr Körper besser in der Lage sein, Giftstoffe und Schlacken abzutransportieren und die Dominoeffekte von Funktionsstörungen zu beseitigen, die zu Verletzungen, Entzündungen, Krankheiten und letztlich zu einer chronisch schlechten Gesundheit führen. Sie werden lernen, welche konkrete Rolle die Lymphe in verschiedenen Systemen unseres Körpers (Herz-Kreislauf-System, Nervensystem, Immunsystem und vielen mehr) spielt. Außerdem erhalten Sie einen Aktionsplan, der Ihnen helfen wird, Ihren eigenen Lymphfluss zu erleichtern und zu stärken.

Wie arbeitet das Lymphsystem?

Der menschliche Körper ist so etwas wie ein wandelndes Aquarium: Wir können sicher an Land gehen, weil wir den Ozean in uns tragen. Unsere Körperflüssigkeiten, sowohl das Blut als auch die Lymphe, ähneln in ihrer Zusammensetzung dem Meerwasser:

salzig, gefüllt mit Nährstoffen, die unseren persönlichen Ozean ausmachen. In einem Aquarium ist es für die Gesundheit der darin lebenden Organismen wichtig, dass das Wasser sauber und fließend bleibt. In unserem Körper werden unsere Zellen durch das Blut mit Sauerstoff und anderen lebenswichtigen Stoffen versorgt, und ihre Gesundheit wird durch die Lymphzirkulation aufrechterhalten. Die weißen Zellen des Lymphsystems führen Reparaturarbeiten durch, und die Abfallprodukte der Zellen werden durch das Baden in den ozeanischen Elementen des Lymphsystems abtransportiert.

Das Lymphsystem verläuft zwischen den Blutgefäßen, um den Körper von Giftstoffen zu befreien und die Nährstoffversorgung zu unterstützen. Es funktioniert anders als jedes andere Flüssigkeitssystem in unserem Körper: Es arbeitet ohne eine zentrale Pumpe (wie das Herz), es gibt keine eindeutigen diagnostischen Marker, um seinen Gesundheitszustand oder seine Funktion zu messen, und, wie bereits erwähnt, hat die klinische medizinische Gemeinschaft wenig Zeit damit verbracht, seine Rolle zu untersuchen.

Kein Arzt kommt zu einer Untersuchung und fragt: »Wie steht es um Ihren Lymphfluss?« Eine Ärztin tastet vielleicht nach geschwollenen Lymphknoten, um eine Infektion zu erkennen, trotzdem ist das Lymphsystem für die meisten Menschen, Patienten wie Ärztinnen, ein medizinisches Rätsel. Dabei ist es der Schlüssel zu Ihrer Gesundheit, Ihrer Langlebigkeit, Ihrer Fähigkeit, Krankheiten zu bekämpfen, Ihrer Energie und Ihrem Wohlbefinden.

Stellen Sie sich eine Reihe von geheimen Flüssen vor, die tief in der Welt versteckt sind, irgendwo weit weg von der Hektik der Zivilisation. Sie wurden noch nie erforscht. Nur wenige Menschen wissen, dass sie existieren. Einer dieser Flüsse ist der magischste, ursprünglichste und beeindruckendste Fluss der Welt. Der andere ist verschmutzt, verseucht und fließt nicht mehr. Beides sind Arten, auf die unser Lymphfluss arbeiten kann. Dieses Buch nimmt Sie mit auf eine Reise, auf der Sie Ihren eigenen Fluss der Gesundheit entdecken werden.

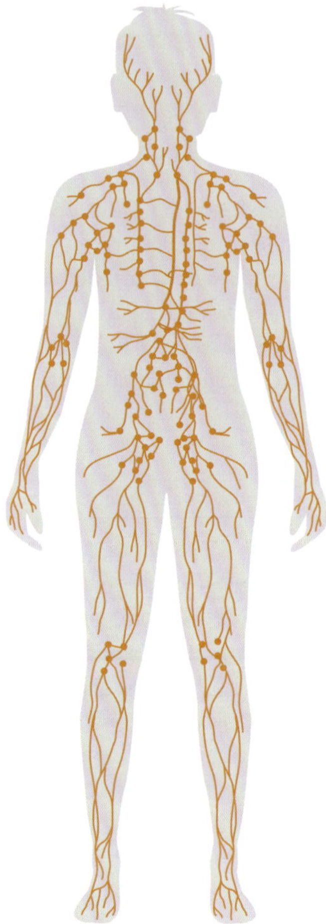

Ein kräftiger Lymphfluss ist gut für unsere Gesundheit.

Wenn Sie Ihren eigenen Gesundheitsfluss verstehen und seinen Durchfluss sowie seine Funktionsweise verbessern, wird auch Ihre Gesundheit davon profitieren.

Das Lymphsystem, das noch wenig erforscht ist und in der täglichen ambulanten oder sogar krankenhausärztlichen Praxis so gut wie nie gemessen wird, wird sich als wichtig für die Gesundheit erweisen. Denn es wird sich herausstellen, dass eine klare, saubere und kräftig fließende Lymphflüssigkeit einer der wichtigsten Mechanismen für eine bessere Gesundheit ist.

Das Verständnis der Lymphe ist entscheidend: Wenn Sie verstehen, wie Ihr Körper funktioniert, können Sie sich leichter gesundheitsbewusst verhalten. Sie können sich die Funktionsweise Ihres Körpers vor Augen führen und lernen, wie Sie Ihre Gesundheit fördern können, anstatt möglicherweise unbewusst mit einem stagnierenden und verschmutzten Lymphsystem zu leben, das schließlich dazu führt, dass mehrere Systeme Ihres Körpers schlecht funktionieren.

Angesichts der Tatsache, dass wir uns in einer globalen Gesundheitskrise befinden (Fettleibigkeit, Krebs, Herzkrankheiten, Diabetes und Immunprobleme), kann dieses Buch dazu beitragen, die Art und Weise zu ändern, auf die die Welt und die Ärzteschaft über das Lymphsystem denken. Anhand von Forschungsergebnissen (an denen ich beteiligt war, als 1981 in einem Artikel in den Annals of Thoracic Surgery bahnbrechende Daten über das Lymphsystem veröffentlicht wurden) wollen wir Ihnen zeigen, wie Sie Ihr Lymphsystem nutzen können, um gesund, stark und lange zu leben. Das ist die heilende Kraft dieses Flusses.

Warum ist das Lymphsystem so wichtig?

Wenn das Lymphsystem nicht reibungslos funktioniert, ist das Risiko größer, chronisch-degenerative Krankheiten zu entwickeln, die die Lebensqualität beeinträchtigen, die Gesundheitskosten in die Höhe treiben und die Wahrscheinlichkeit eines vorzeitigen Todes erhöhen. Aber ein Fluss, der gut fließt, ist wie ein Jungbrunnen, der Ihren ganzen Körper erfrischt.

Eines der charakteristischen Merkmale chronisch-degenerativer Krankheiten ist die chronische Entzündung. Sie tritt auf, wenn das Immunsystem nicht mehr richtig funktioniert und der Körper von Bakterien, freien Radikalen und anderen Stoffen überschwemmt wird, die Störungen in der Funktionsweise des Körpers verursachen und ihn in einen ständigen Alarmzustand versetzen.

Was macht die Lymphe?

1. Sie liefert Informationen über die Giftstoffe in Ihrem Körper an die Immunzellen, damit sie die Schadstoffe zerstören oder neutralisieren können.
2. Das Lymphsystem transportiert schädliche Substanzen und die dabei entstehenden Nebenprodukte ab.
3. Die Lymphgefäße unterstützen den Reinigungsprozess, um die Reparatur und den Wiederaufbau der Moleküle in diesem Bereich zu fördern.

Ohne einen effektiven und effizienten Lymphfluss ist jeder dieser drei Prozesse beeinträchtigt, sodass die Gefahr einer chronischen Entzündung und einer chronischen Verschleppung von Giftstoffen besteht, die den gesunden Stoffwechsel und die Körperfunktionen beeinträchtigen.

Dieser Prozess muss schnell vonstattengehen: Die Botschaft muss übermittelt, die Angreifer müssen vernichtet und das Gebiet muss gereinigt werden. Das lymphatische Transportsystem – der geheime Fluss der Gesundheit – ist der Weg, den die Zellen nehmen müssen, um diese drei Aufgaben zu erfüllen. Jede Verzögerung trägt zu chronischen Entzündungen oder Autoimmunkrankheiten bei.

Das ist kein einfacher Prozess, und er umfasst viele Aspekte der Lymphflüssigkeit: ihren Fluss, ihren Flüssigkeitsgrad (Viskosität), ihre Zusammensetzung und ihr Volumen. Sie werden diesen Prozess verstehen, wenn wir Sie durch die verschiedenen Teile der Lymphe führen und erklären, wie sie im Zusammenhang mit Ihren Organen und Körpersystemen funktioniert.

Das Beste von allem ist, dass Sie etwas tun können, um Ihren Lymphfluss zu verbessern. Wir werden im Laufe des Buches über diese Strategien sprechen.

Unsere Gene lassen sich beeinflussen

Die Möglichkeit, die Gesundheit zu verbessern, hat sich zum Teil durch die Epigenetik ergeben. Früher glaubte man, dass wir nur wenig Kontrolle über unser genetisches Schicksal haben und kaum etwas an der Funktionsweise unserer Gene ändern können – wir seien sozusagen Gefangene der Gene, die wir geerbt haben.

Aber die Dinge haben sich geändert. Das Aufkommen der Epigenetik hat uns gelehrt, dass Dinge, die wir tun oder nicht tun, die Art und Weise verändern können, auf die Gene in Erscheinung treten (exprimiert werden) – es gibt also eine Art An- oder Ausschalter. Und das hat erhebliche Auswirkungen auf die Art und Weise, auf die unser Körper funktioniert.

Die Geschichte der Epigenetik ist faszinierend. Vor der Entschlüsselung des Genoms durch Francis Collins um die Jahrtausendwende ging man davon aus, dass der Mensch etwa 150 000 Gene hat, die auf den verschiedenen Proteinen, Aminosäuren, Fetten und Kohlenhydraten beruhen, die wir täglich herstellen.

Zur großen Überraschung der Genetiker wurde festgestellt, dass das Genom 25 000 Gene enthält, von denen 90 Prozent als »Junk-Gene« eingestuft wurden. Das bedeutet, dass sie mehrere Funktionen haben und mit anderen Bereichen des Genoms zusammenarbeiten. Warum ist das wichtig? Die Art und Weise, auf die Gene ausgedrückt werden, könnte durch Botenstoffe beeinflusst werden, die das Gen öffnen oder schließen.

Das bedeutete, dass Ihre Gene kein strikter Code sind, der Ihnen vorschreibt, wie Sie zu funktionieren haben, sondern eher eine fließende Datei, die sich ändern und dazu beitragen kann, dass Sie gesund sind oder nicht, indem sie bestimmt, welche Gene unterdrückt und welche aktiviert werden. Was man dadurch mit Krebs oder die Fettleibigkeit fördernden Genen machen kann, ist verblüffend.

Bei der Lymphe sind Qualität und Fluss wichtig. Man könnte meinen, dass sie durch unsere Gene vorgegeben sind. Aber wir haben die Möglichkeit, die Lymphe – und damit unsere allgemeine Gesundheit – zu verbessern.

Was trägt zur Verbesserung des Lymphflusses bei?

Die Verbesserung des Lymphflusses hängt mit der Ernährung, der Art und Weise, auf die Sie sich bewegen und entspannen, mit Saunagängen, Lachen und sogar mit Spiritualität zusammen. Wir geben Ihnen in diesem Buch Ideen und konkrete Vorschläge dafür an die Hand, Ihr Lymphsystem mit drei grundlegenden Methoden in Schwung zu bringen: den Fluss mit guter Ernährung anzuregen, den Fluss mit intensiver Bewegung zu beschleunigen und den reibungslosen und ungehinderten Fluss mit Meditation und Entspannung aufrechtzuerhalten.

Heutzutage verwendet die Welt den Begriff »Flow«, um zu definieren, wie wir uns geistig fühlen: Es gibt den Workflow, den Flow im Sport und den Ausdruck »im Flow sein«. In diesem Buch möchten wir Ihnen eine ganz neue Art von Flow vorstellen: einen Flow, der Ihren Geist, Ihren Körper und Ihr Leben verändern wird.

Unterwegs im Flow

Wenn Sie verstehen, wie Ihr geheimer Fluss fließt, wird Ihnen das helfen, die Kraft und das Potenzial Ihres Lymphsystems zu erkennen.

Für manche ist »Flow« ein Geisteszustand. Für andere kann »Flow« die Art und Weise beschreiben, auf die man tanzt. Und für wieder andere ist es vielleicht ein Diagramm, ein Geldeingang oder das Einschenken einer Runde Getränke.

Wenn es um den menschlichen Körper geht, ist »Flow« so ziemlich alles. Denken Sie an all die auf dem Fluss basierenden Systeme, die Sie ausmachen. Das Blut fließt durch Ihre Blutgefäße. Ihre Mahlzeiten fließen von Ihrem Mund zu Ihrem anatomischen Ausgang. Und sogar Ihr Gehirn funktioniert mit einem elektrochemischen Fluss von Neuronen und anderen Elementen, die in Ihrem Schädel herumschwirren.

Das Erstaunliche an unserem Lymphsystem ist: Es ist nicht nur ein eigenes, in sich geschlossenes Fließsystem, bestehend aus Lymphzellen und -flüssigkeit, sondern es steht auch mit allen anderen Fließsystemen in unserem Körper in Verbindung. Das macht es zu einem so wichtigen – wenn auch wenig erforschten – Fluss für die Gesundheit.

Wenn man also über das Lymphsystem und andere Fließkanäle im Körper nachdenkt, ist es hilfreich, an die Gesundheit eines Flusses und seiner Nebenflüsse zu denken. Die Gesundheit eines Gewässers hängt von seiner allgemeinen Sauberkeit ab (klar, mit wenigen Giftstoffen), und seine Kraft liegt in seiner Fähigkeit, sich stark und schnell zu bewegen.

Das Lymphsystem sollte genauso arbeiten: sauber, stark und frei von Giftstoffen. Wenn es so funktioniert, kann es seine Aufgabe erfüllen und Sie gesund erhalten. Aber wenn es stagniert, trübe und verschmutzt ist, funktioniert es nicht gut.

Wichtig: Im Gegensatz zum Kreislaufsystem gibt es im Lymphsystem keine Marker, Symptome und biologischen Anzeichen dafür, dass etwas nicht in Ordnung ist. Man kann eine Verstopfung des Lymphsystems nicht mit bildgebenden Verfahren diagnostizieren. Man kann es nicht wie den Cholesterinspiegel messen. Und man kann eine Blockade nicht mit einem Bypass umgehen.

Das Lymphsystem ist ein Geheimnis. Obwohl wir wissen, dass es da ist und welche Rolle es spielt, verstehen weder Ärzte noch medizinische Laien wirklich, was im Einzelnen vor sich geht. Und das – so glauben wir – ist ein Grund mehr dafür, dass dieser geheime Fluss eine anatomische Attraktion sein sollte. Darüber nachzudenken, ihm Aufmerksamkeit zu schenken, ihn zu respektieren und sich auf ihn zu konzentrieren, kann eine Rolle für unsere allgemeine Gesundheit spielen.

Außerdem steht das Lymphsystem mit allen anderen Systemen des Körpers in Verbindung, zum Beispiel mit dem Immunsystem, dem Kreislaufsystem, dem endokrinen System, dem Nervensystem usw. Wir können also nicht über allgemeine Gesundheit und Wohlbefinden sprechen, ohne an all die Berührungspunkte zu denken, die die Lymphe mit all unseren Systemen hat.

In diesem Buch führen wir Sie durch einige der schlimmsten Krankheiten, Zustände und Sorgen, die ein Mensch haben kann, und zeigen Ihnen, welche Rolle das Lymphsystem dabei spielt. Um das große Ganze zu verstehen, werden wir einen genauen Blick auf den geheimen Fluss werfen: Wie funktioniert er? Was macht er? Warum ist er kompliziert? Wir werden untersuchen, welches Potenzial und welche Macht er hat, wenn es darum geht, Ihr Wohlbefinden zu verbessern, Ihre Lebenserwartung zu erhöhen und Ihr Krankheitsrisiko zu verringern.

Das Lymphsystem – die Wartungsabteilung unseres Körpers

Wie kommen wir auf diese Bezeichnung? Das Lymphsystem hat die Aufgabe, die Gesundheit aller unserer Zellen zu optimieren. Es funktioniert ähnlich wie das Herz-Kreislauf-System und besteht aus einer Reihe von kleinen Röhren, die Flüssigkeit durch den Körper transportieren. Diese Gefäße sind viel kleiner als die Blutgefäße, und sie transportieren eine klare, wässrige Flüssigkeit, die Lymphe.

Die interstitielle Flüssigkeit (die Flüssigkeit zwischen den Zellen, die technisch gesehen nicht als Lymphe gilt) gelangt in die Lymphkapillaren und von dort über die Lymphknoten in die größeren Lymphgefäße. Die Lymphflüssigkeit transportiert Substanzen (große Proteine wie Antikörper, Enzyme und Zellen des Immunsystems), die den Körper ernähren und schützen, und führt die Abfallstoffe der Zellen (oxidierte Lipide, beschädigte Proteine, großmolekulare Toxine) über ihre Sammelrohre ab.

Wenn die Lymphe gut funktioniert, fängt sie Bedrohungen für den Körper (wie Toxine und Viren) ab und bringt sie zu den Lymphknoten, wo sie neutralisiert und verarbeitet werden, um aus dem Körper entfernt zu werden.

Wie Sie sich vielleicht vorstellen können, ist ein guter Fluss der guten Dinge, die sich im Körper bewegen, und der schlechten Dinge, die abtransportiert werden sollen, für das Funktionieren des gesamten Körpers von entscheidender Bedeutung. Darüber hinaus wird die Dicke (Viskosität) der Lymphflüssigkeit durch Wasser und andere Verbindungen beeinflusst, insbesondere durch Ihre Ernährung, was wiederum Auswirkungen auf die Funktionsweise aller Körpersysteme hat. Sie haben also einen gewissen Einfluss darauf, wie gut Ihre Lymphe fließt, so wie Sie auch einen gewissen Einfluss auf die Qualität Ihres Blutes haben, das durch Ihre Blutgefäße und Ihr Herz-Kreislauf-System gepumpt wird.

Der Lymphfluss hat keine zentrale Pumpe

Im Gegensatz zu Ihrem Herz-Kreislauf-System, das funktioniert, weil der Blutfluss durch die Pumpleistung des Herzens aufrechterhalten wird, hat Ihr Lymphsystem keine zentrale Pumpe, die den Lymphfluss in Gang hält. Stattdessen wird der Lymphfluss durch den Druck verschiedener Muskelsysteme und durch die Impulse des Gefäßsystems, das oft direkt neben den Lymphgefäßen verläuft, gesteuert.

Jetzt kommt das wirklich Interessante: Sie können einen Teil dieses Flusses durch Ihr eigenes Handeln beeinflussen, zum Beispiel durch tiefes Atmen und Muskelbewegungen. Ihr Zwerchfell, der große Muskel zwischen Bauch und Brustkorb, der in erster Linie die Luft in die Lunge hinein- und aus ihr wieder hinausbewegt, fungiert als eine Art Pumpe für das Lymphsystem. Vor allem, wenn es sich tief oder auf koordinierte Weise bewegt wie bei Yoga-Atemübungen.

Die drei Hauptfunktionen der Lymphe

Man schätzt, dass unser Körper etwa 37 Billionen Zellen hat. Jede einzelne von ihnen steht in engem Kontakt mit dem Lymphsystem, das heißt, andere Systeme in Ihrem Körper sind auf die Lymphe angewiesen, um zu funktionieren. Das liegt daran, dass durch diesen geheimen Fluss der Gesundheit Nachrichten zu und von den Körpersystemen wandern, um Ihren Körper in einen Zustand der Homöostase zu bringen (das ist ein medizinischer Begriff für eine gesunde, ausgeglichene Funktion). Das übergeordnete Ziel ist, Ihren Körper vor Schäden durch Toxine zu schützen.

Hauptfunktionen der Lymphe:

- Über die Lymphflüssigkeit werden Giftstoffe, Immunzellen und Nachrichten durch den Körper transportiert.
- Größere Mengen endogener (körpereigener) Aminosäuren, Proteine und Fettstoffe werden vom Magen-Darm-Trakt zur Leber transportiert.
- Immunzellen werden gespeichert und Immunsignale weitergeleitet.

In Ihrem Lymphsystem gibt es 500 bis 600 Lymphknoten, in denen weiße Immunzellen darauf warten, die körpereigene Abwehr nicht nur gegen schädliche Bakterien, Viren, Hefepilze und andere lästige Stoffe zu unterstützen, sondern auch alternde, beschädigte und krebsartige Zellen zu entfernen. Die Zellen der Lymphgefäßauskleidung können Nachrichten direkt oder über das Nervensystem empfangen und weiterleiten sowie auf chemische Substanzen, zum Beispiel Zytokine (von den Zellen ausgeschiedene Immunstoffe), reagieren, um den Lymphfluss zu erhöhen oder zu verringern.

Die einzigartige Arbeitsweise der Lymphgefäße

Wir wollen Sie nicht mit einer langatmigen Anatomiestunde überfordern, aber Sie sollten ein paar Grundkenntnisse über die Funktionsweise des Lymphsystems haben, damit Sie ein besseres Verständnis für die Mechanismen bekommen. Wir glauben, dass Ihnen das helfen wird, neue Gewohnheiten zu entwickeln, um Ihren Lymphfluss zu verbessern. Wenn Sie das »Warum« hinter der Biologie verstehen, wird die Antwort auf die Frage, was zu tun ist, viel klarer und wirkungsvoller. Werfen wir also einen Blick auf die Mechanik und die Biologie des Lymphflusses.

Die Lymphgefäße haben eine Muskelschicht, die den Lymphfluss durch Erweiterung oder Verengung regulieren kann. Lymphgefäße können undicht werden und Fette wie Triglyceride und Proteine wie Gammaglobuline (Antikörper) ausscheiden, die für ein gesundes Immunsystem notwendig sind. Diese Stoffe können sich dann um die Blutgefäße in der Bauchregion (die so genannten Mesenterialgefäße) sammeln, die wichtige Nährstoffe und Botenstoffe aus dem Magen-Darm-Trakt transportieren und dadurch schwere Stoffwechselstörungen hervorrufen können. Die in den Lymphgefäßen befindliche Flüssigkeit, die die Gewebe umgibt, kann sehr wässrig sein und leicht fließen. Sie kann aber auch träge und klebrig werden, wenn sie zu wenig Wasser enthält, zum Beispiel durch die Auswirkungen von Toxinen oder einer Ernährung, die den Fluss verlangsamt.

Während Sauerstoff und Nährstoffe durch den Körper zirkulieren, werden sie vom Blut durch den ersten Teil (proximal) der Kapillaren transportiert; am Ende der Kapillaren (distal) gelangen die Stoffwechselprodukte, kleinmolekulare Toxine und Kohlendioxid wieder in den Blutkreislauf. Alle Flüssigkeiten, die aus den Kapillaren austreten, bilden unser inneres Lymphmeer, das unsere Zellen mit Flüssigkeit durchflutet. Die Lymphgefäße fangen einen Teil dieser Flüssigkeit auf und führen sie dann zurück ins Blut.

Eine beträchtliche Menge an Flüssigkeit, 10 bis 15 Prozent, verbleibt im Gewebe (wenn mehr Flüssigkeit verbleibt, spricht man von Ödemen). Das Lymphsystem transportiert diese Flüssigkeit zurück und leitet sie in die großen Venen im Brustkorb ab, wo sie dann wieder zirkuliert und gereinigt wird.

Darüber hinaus spielen die lymphatischen Endothelzellen auch eine Rolle beim Senden und Empfangen von Signalen (über Nervenimpulse und andere Nachrichtenwege). Sie regulieren den Durchmesser der Gefäße, um den Abtransport von Gewebe und die Immunantwort zu unterstützen.

Da es keine Pumpe gibt, die die Lymphe vorwärtsbewegt, wie es das Herz bei der Blutversorgung tut, hängt der Lymphfluss von mehreren Komponenten ab: Lymphpulsation, Anspannung oder Erschlaffung, Pulsieren der nahe gelegenen Arterien, Muskeltätigkeit in dem Gebiet, negativem Druck im Brustkorb, Viskosität der Lymphe und Schwerkraft. (Negativer Druck bedeutet, dass der Druck zwischen der Lunge und der Brustwand unter dem Atmosphärendruck liegt und bei einem tiefen Atemzug sogar noch absinkt.)

Was beeinflusst den Lymphfluss?

Verschiedene Faktoren tragen dazu bei, wie gut die Lymphe fließt:

- Flüssigkeit: die Möglichkeit, überallhin zu fließen
- Muskeltätigkeit: glatte Muskeln, die den Gefäßen erlauben, Flüssigkeiten durch den Körper zu pumpen
- Peristaltik: Muskelkontraktionen, die der Flüssigkeit helfen zu fließen
- Kontraktion/Dilation: Verschließen und Öffnen der Lymphgefäße
- Druckausgleich: Die Lymphe tendiert dazu, nach unten zu fließen.
- Sklerose: Verhärtung des Lymphgewebes

Sie haben die Möglichkeit, Ihren Lymphfluss positiv zu beeinflussen. Zum Beispiel können einige Lebensmittel und Nährstoffe Ihren Lymphfluss verbessern, bestimmte körperliche Aktivitäten können das Gleiche bewirken.

Lymphgefäße – tapfere Kämpfer gegen Krankheiten

Ein guter Lymphfluss trägt dazu bei, Giftstoffe und schädliche Stoffe aus allen Körperteilen zu entfernen (alle Gewebe enthalten Lymphbahnen) und ermöglicht es den Immunzellen, zu den geschädigten und entzündeten Stellen zu gelangen. Ein guter Lymphfluss meldet, wo schnell Hilfe benötigt wird, und sorgt dafür, dass die Helfer schnell vor Ort sein können.

Mit anderen Worten: Da die Lymphgefäße als Kanäle für Moleküle und Zellen des Immunsystems fungieren, die das Entzündungsgewebe sowohl anregen als auch säubern, können die Lymphgefäße die Entstehung und den Verlauf chronischer und degenerativer Erkrankungen erheblich beeinflussen. Dies gilt nicht nur für Krankheiten, die mit dem Immunsystem zusammenhängen (wie Arthritis), sondern auch für die Verhärtung von Arterien und einige neurologische Erkrankungen. In den frühen 1980er Jahren, als ich zum ersten Mal die Beteiligung des Lymphsystems an der Arteriosklerose beschrieb, war das Wissen über das Immunsystem begrenzt, aber neue Technologien und Techniken haben gezeigt, wie Immunität, Lymphsystem und chronische Krankheiten zusammenhängen.

In der Regel handelt es sich dabei um einen entzündlichen Prozess und eine Störung des Lymphflusses. Dabei werden drei Arten unterschieden:

1. verminderte Funktionalität eines Systems. Im kardiovaskulären System kann sich die Lymphe beispielsweise auf die Versorgung der lebenswichtigen Organe und der Blutgefäße mit Nährstoffen und Sauerstoff auswirken, was zu einer Verhärtung und/oder Verengung der Arterien führen kann.
2. Veränderung der Expression Ihrer DNA. Wenn bestimmte Signale an die Zellkerne gesendet werden, können bestimmte Bereiche der DNA geöffnet oder geschlossen werden, wodurch Substanzen wie Onkogene (Gene, die Krebs verursachen können) oder die Freisetzung anderer chemischer Botenstoffe (so genannte Zytokine), die eine verstärkte Entzündung verursachen, aktiviert werden.

3. Austritt von lebenswichtigen Nährstoffen. Entzündungsmoleküle, die durch die Lymphkanäle transportiert werden, können die Zellmembranen direkt angreifen. So können lebenswichtige Nährstoffe entweichen oder die Proteine im Zellkern angegriffen werden, was zu Störungen führen kann, die wiederum zu Krebs führen. Eine Verbesserung der Lymphgefäße würde eine frühzeitige Zerstörung toxischer Substanzen und eine rasche Säuberung und Minimierung von Gewebeschäden ermöglichen.

Fünf für den Flow

Diese Nahrungsergänzungsmittel helfen bei der Lymphdrainage:

- Diosmin
- Pycnogenol
- Rosskastanie
- Nattokinase
- Polyphenole

Weitere Informationen finden Sie im Kapitel »Vorschläge zur Supplementierung« (Seite 128).

Lymphatische Dysfunktion in drei wichtigen Systemen

Das erste Anzeichen dafür, dass mit Ihrer Lymphe etwas nicht stimmt, ist die schlechte Funktion des Organs, dem sie dient. Das wird als lymphatische Störung bezeichnet. Es gibt drei großen Bereiche im Körper, an denen dies geschieht.

Herz-Kreislauf-System

Ihr Blut versorgt Ihr Gewebe mit Sauerstoff und Nährstoffen. Unter gesunden Bedingungen wird jedes LDL (die potenziell ungesunde Form des Cholesterins), das in die Arterienwand gelangt, schnell von HDL-Cholesterin (der guten Art) und Makrophagen (große weiße Zellen des Immunsystems) aufgenommen. Diese werden dann durch die Gefäßwand zu den Lymphgefäßen transportiert, die sie zurück zur Leber befördern.

Im erkrankten Zustand lagert sich das oxidierte LDL in der subintimalen Schicht (direkt unter den Zellen, die die Arterie auskleiden) der größeren und mittelgroßen Arterien ab. Weil es wegen der Entzündung und des verringerten Lymphtransports nicht beseitigt wird, sammelt sich das Cholesterin an und blockiert schließlich die Arterienwand. Um dies zu verhindern, müssen die Gewebeschäden schnell eingedämmt und die Toxine, Zytokine (Substanzen, die Immunzellen beeinflussen) und Stoffwechselprodukte aus dem Gebiet entfernt werden. Diese wichtige Reinigungsfunktion wird von den Lymphgefäßen wahrgenommen.

Bei den Herzoperationen, die ich seit vielen Jahren durchführe, habe ich festgestellt, dass die Lymphgefäße an der Oberfläche des Herzens verhärtet (sklerotisch) oder vernarbt sein können. Das kann durch Stress, Rauchen, Bewegungsmangel oder eine falsche Ernährung verursacht werden. Biopsien der Lymphgefäße bei Betroffenen machten deutlich, dass das vernarbte Gewebe den Abtransport der Entzündungsprodukte aus der betroffenen Arterie behindert.

Neurologisches System

Erst vor kurzem wurde festgestellt, dass das Gehirn selbst einen Lymphabfluss benötigt, genau wie andere Organe im Körper. Wir hätten nie gedacht, dass der geschlossene Raum im Schädel, in dem das Gehirn untergebracht ist, einen Flüssigkeitsstrom im Hirngewebe zulassen könnte. Forscher an der Universität von Rochester entdeckten das glymphatische System (so benannt, weil es Lymphgefäße umfasst). Sie fanden auch heraus, dass die Gliazellen des Gehirns schrumpfen müssen, um den Fluss der Hirnflüssigkeit in das Gehirn zu ermöglichen. Ein Großteil dieses Flusses findet während des Schlafs statt. Es ist also eine Art »positive Gehirnwäsche«.

Die Verbindung zwischen der Hirnflüssigkeit (Liquor cerebrospinalis) und den Lymphgefäßen wurde dann von Forschern der Universität von Virginia nachgewiesen, die eine Verbindung zwischen dem glymphatischen System und den Lymphkanälen der Dura mater (Bindegewebe) des Schädels aufzeigten, die mit dem tiefen zervikalen Lymphsystem verbunden sind. Diese Forschungsergebnisse helfen zu verstehen, wie Giftstoffe und entzündliche Stoffwechselprodukte aus den Tiefen des Gehirns abtransportiert werden.

Verdauungssystem

Die Lymphgefäße des Verdauungssystems (Gastrointestinaltrakt) spielen eine doppelte Rolle: Sie leiten nicht nur Giftstoffe aus dem Gewebe ab, sondern transportieren auch Fette, größere Aminosäuren und Proteine aus den Nahrungsmitteln, die wir essen, vom Darm zur Leber, um sie zu verstoffwechseln. Undichte Lymphkanäle und eine schlechte lymphatische Kommunikation zwischen dem Immunsystem, dem Nervensystem und dem endokrinen System können dazu führen, dass Gammaglobuline, Zytokine, Triglyzeride und andere Fette aus dem Lymphsystem in das periphere Gewebe austreten und Druck auf das Gefäßbett ausüben.

Das führt zu einem dicken Bauch und verhindert, dass gute Botenstoffe aus dem Darm ihre Aufgabe erfüllen können. Bauchfett kann ein Vorbote des metabolischen Syndroms und ein Prädiktor für erhöhten Blutdruck (Hypertonie), Diabetes und andere Krankheiten sein. Im Allgemeinen verhindert überschüssiges Bauchfett also, dass Giftstoffe den Körper verlassen und gesunde Nährstoffe in den Körper gelangen. Es hindert damit den geheimen Fluss der gesunden Lymphe daran, seine wunderbare Arbeit zu tun.

Der Lymphfluss ist nicht messbar

Möchten Sie wissen, wie es um Ihr Herz bestellt ist? Wir können einige Werte messen: Blutdruck, Herzfrequenz, Cholesterin. Wir haben auch Marker für Entzündungen, Indikatoren für den Blutzucker und können feststellen, ob Sie einen Vitaminmangel haben. Wir können sogar die Blutgefäße im Herzen abbilden und mit ähnlichen bildgebenden Verfahren Durchflussstörungen im gesamten arteriellen System des Körpers erkennen.

Möchten Sie auch wissen, wie gut Ihre Lymphe fließt? Das ist ein echtes Problem, denn es gibt keine effiziente und anerkannte Methode, um ihren Inhalt und ihre Funktion zu messen. Das macht es klinisch schwierig, darüber zu sprechen: Wie können wir den Menschen sagen, dass der Schlüssel zu einer guten Gesundheit in der Verbesserung des Lymphflusses liegt, wenn wir keine Möglichkeit haben, den gegenwärtigen Zustand der Lymphe zu messen und festzustellen, ob es gelungen ist, ihn zu verbessern oder nicht?

Kräuter, die den Lymphfluss unterstützen

Der Sibirische Ginseng (Eleutherococcus senticosus) hat unter anderem die Fähigkeit, die Lymphgefäße zu stabilisieren, indem er die Endothelzellen (Zellen an der inneren Auskleidung) des Lymphsystems schützt und stärkt. In klinischen Studien hat sich gezeigt, dass die Einnahme des Krauts den Lymphabfluss so stark anregt, dass Ödeme in den unteren Gliedmaßen zwei bis vier Stunden nach der Einnahme deutlich zurückgehen.

Ein weiteres Nahrungsergänzungsmittel, das zum Schutz der verschiedenen Teile des Lymphsystems beizutragen scheint, ist der Japanische Staudenknöterich (Polygonum cuspidatum), der eine reiche Quelle für Resveratrol ist.

Darüber hinaus können sowohl die Rippenfellwurzel (Asclepias tuberosa) als auch die Lungenwurzel (Asclepias asperula) dazu beitragen, den Lymphabfluss aus der Lunge zu fördern.

All diese Produkte sind im Internet oder in Reformhäusern erhältlich.

Herzkrankheiten

Durch einen guten Lymphfluss können Sie Verstopfungen, Blockaden und alle Arten von Schäden, die zu Herzkrankheiten beitragen, verhindern.

Das Herz ist vielleicht das kultigste Emoji unserer Zeit, ein beliebtes Wort in Song-Texten, eine passende Form für Schachteln mit Süßigkeiten zum Valentinstag und die Inspiration für das eine oder andere Tattoo. Aber in meiner Welt ist das Herz nicht nur ein Symbol für viele Dinge im Leben. Es ist das Leben. Und der Tod.

Herzkrankheiten sind die häufigste Todesursache in den Vereinigten Staaten. Daher ist es nicht verwunderlich, dass die medizinische Aufmerksamkeit, die dem Herzen geschenkt wird, enorm ist: von klinischer Forschung und ärztlichen Anordnungen bis hin zu chirurgischen Fortschritten und pharmazeutischen Entwicklungen.

Als jemand, der seine gesamte berufliche Laufbahn im kardiovaskulären Bereich verbracht hat (ich gehörte 1968 zum ersten erfolgreichen Herztransplantationsteam), habe ich so gut wie alles gemacht, was man mit dem Herzen machen kann: Ich habe es berührt und studiert. Ich habe es repariert und beobachtet. Ich habe es transplantiert, angehalten und wieder zum Schlagen gebracht. Ich habe darüber nachgedacht und bewundere es.

Ich brauche Ihnen nicht zu sagen, dass das Herz unser zentrales Lebensorgan ist. Aber das, worauf wir in den letzten Jahrzehnten unsere Aufmerksamkeit gerichtet haben, ist nur ein Teil des Puzzles. Meiner Meinung nach müssen wir, um die Herzkrankheiten besser in den Griff zu bekommen – und damit sowohl die Lebenserwartung als auch die Lebensqualität zu erhöhen –, in zwei Schlüsselbereichen einen dramatischen Wandel vollziehen.

Problembehebung ist gut, Vorbeugung ist besser

Die Medizin ist bei der chirurgischen Behandlung von Menschen mit lebensbedrohlichen Herzproblemen unglaublich effizient und effektiv geworden. Der Beweis dafür:

98 Prozent der chirurgisch behandelten Patienten und 92 Prozent der Notfallpatienten überleben. Übrigens hat man festgestellt, dass das Herzinfarktrisiko montags um 11 Prozent höher ist; samstags ist das Risiko am geringsten, aus Gründen, die noch nicht bestätigt sind. Eine gängige Theorie besagt, dass der typische Ablauf der Arbeitswoche etwas damit zu tun hat.

Wir haben viele verschiedene Methoden entwickelt, um Verengungen zu umgehen und sicherzustellen, dass das Blut ungehindert zum und vom Herzen fließen kann. Wir haben Medikamente zur Senkung eines hohen Blutdrucks und eines hohen Cholesterinspiegels entwickelt. Wir haben chirurgische Verfahren entwickelt, mit denen geschädigte Herzen auf minimalinvasive Weise repariert werden können. Alles in allem verfügen wir über nie dagewesene Methoden, auf unser größtes Problem zu reagieren.

Aber was würde passieren, wenn die Mehrheit des medizinischen Fachpersonals nicht nur Reparateur, Näherin und Drogendealer wäre? Was wäre, wenn wir Problemlöser wären, bevor das Problem überhaupt auftauchte? Es wird viel darüber geredet, was man tun kann, um einen gesunden Lebensstil zu pflegen. In der Realität konzentrieren sich jedoch viele unserer medizinischen Berufe und Ausbildungssysteme auf die Therapie von Krankheiten, anstatt dafür zu sorgen, dass sie gar nicht erst entstehen. Die Wahrheit ist, dass in der medizinischen Ausbildung – wenn überhaupt – nur wenig Zeit darauf verwendet wird, über die biologischen Grundlagen der Prävention zu sprechen.

Wenn wir dazu beitragen wollen, das Risiko von Herzkrankheiten zu verringern, darf der Schwerpunkt nicht auf der Reparatur liegen. Der Schwerpunkt muss auf der Instandhaltung und Wartung liegen. Hätten Sie nicht lieber ein Auto, das niemals kaputt geht, als eines, das repariert werden muss? Oder ein Telefon, das immer funktioniert? Und Rohre im Haus, die nie rosten?

In allen Lebensbereichen ist eine ordnungsgemäße und konsequente Wartung und eine starke Infrastruktur einem katastrophalen Problem vorzuziehen, das eine schwierige Reparatur erfordert. Den gleichen Ansatz müssen wir für unsere Herzen wählen.

Ein starker Lymphfluss schützt vor Herzkrankheiten

Wenn das Wort »Herzkrankheit« oder »Herzinfarkt« fällt, können Sie vermutlich sofort eine Reihe von Ursachen dafür aufzählen: verstopfte Arterien, hohen Blutdruck, einen hohen Cholesterinspiegel, beschädigte Herzklappen, Ablagerungen. Und Sie haben recht. Das Herz und das kardiovaskuläre System sind ein komplexer Teil unserer Anatomie mit einer Kombination aus biologischen, chemischen und elektrischen Systemen, die dafür sorgen, dass alles funktioniert. Eine Vielzahl von Gründen kann zu einer Fehlfunktion des Herzens und damit zur Notwendigkeit einiger der bereits erwähnten Eingriffe beitragen.

Das zentrale Thema dieses Buches ist jedoch, dass das Lymphsystem eine der Grundlagen für die allgemeine Gesundheit und die Gesundheit einer Vielzahl von Organen ist. Ein starkes Lymphsystem bedeutet ein starkes Herz, denn bei vielen Herzkrankheiten spielt das Lymphsystem eine Rolle.

Vor fast 40 Jahren habe ich die Hypothese aufgestellt, dass ein schlechter Lymphfluss zur Entstehung von Herzkrankheiten beiträgt. Wenn ich mir heute die wachsende Zahl von Forschungsergebnissen ansehe, sehe ich das klarer. Da Herz-Kreislauf-Erkrankungen durch Entzündungen und Schäden durch entzündungsbedingte Substanzen verursacht werden, ist das Lymphsystem – und seine Rolle bei der Beseitigung von Toxinen und der Heilung von Entzündungen – der geheime Schlüssel zur Verbesserung der langfristigen Herzgesundheit. Die von Ihnen getroffenen Lebensstilentscheidungen spielen nicht nur für Blutzucker, Cholesterin, Blutdruck usw. eine Rolle, sondern auch für den Lymphflusses, der als zentraler Regler für diese Faktoren dient.

In diesem Kapitel werde ich erläutern, wie das Herz funktioniert, wie es geschädigt werden kann und wie das Lymphsystem arbeitet, um langfristig Herzprobleme zu vermeiden. Ich erwarte nicht, dass Sie Ihre Lymphgefäße lieben, aber ich hoffe, dass Sie erkennen, dass Sie Ihre Lymphgefäße im Fluss halten müssen, damit Ihr Herz auch weiterhin schlägt.

Anatomie der Herzgesundheit

Wahrscheinlich kennen Sie bereits die grundlegende Funktion des Herzens: Das Herz, die große Trommel unseres Körpers, ist das muskuläre Organ, das den Takt und den Rhythmus aller Körperfunktionen vorgibt, indem es den Druck erzeugt, der das Blut durch den Körper bewegt. Da das Blut Sauerstoff und Nährstoffe zu den Organen transportiert, kann Ihr Körper nicht funktionieren, wenn Ihr Herz nicht gut durchblutetet ist.

Es ist nicht nötig, die Struktur des Herzens in allen Einzelheiten zu erläutern. Ein kurzer Überblick genügt für das Verständnis: Das Herz hat vier Kammern, Klappen und ein elektrisches System, das den Herzschlag steuert. Kapillaren sind kleine Blutgefäße, in denen Sauerstoff, Nährstoffe und andere Substanzen zwischen dem Blut und den Körperteilen transportiert werden. Die Venen transportieren das Blut zum Herzen und die Arterien transportieren das Blut vom Herzen weg.

In einem gesunden Kreislaufsystem pumpt das Herz das Blut durch die verschiedenen Blutgefäße. Dadurch werden die Organe, zum Beispiel das Gehirn, die Lunge, das Verdauungssystem usw., mit den Nährstoffen versorgt, die sie zum Funktionieren brauchen. Sowohl die Geschwindigkeit des Blutflusses als auch die Substanzen im Blut spielen eine Rolle für die Funktion der Organe und die Arbeitsweise unseres Körpers. Wenn alles reibungslos läuft und nährstoffreiches Blut in angemessener Geschwindigkeit ankommt, ist alles in Ordnung. Die Probleme beginnen, wenn etwas die Fähigkeit des Blutes stört, zum und vom Herzen zu fließen und im ganzen Körper verteilt zu werden.

Das geschieht folgendermaßen (und das ist der Grund dafür, dass die Lymphgefäße so wichtig sind): Unsere Arterien bestehen aus drei Schichten, die ziemlich empfindlich sein können. Wenn die Arterien gesund sind, ist die innere Auskleidung (das sogenannte Endothel) so glatt wie eine Granitarbeitsplatte, und das Blut kann frei durch den Körper fließen.

Leider sind diese empfindlichen Arterienwände anfällig für Schäden, wenn sie verschiedenen Faktoren, zum Beispiel hohem Blutzucker, Alterung, Zigarettenrauch, hohem Blutdruck und Nahrungsgiften wie freischwebendem Zucker ausgesetzt sind. All diese Faktoren können die Arterienwände angreifen.

Gutes und schlechtes Cholesterin

Wie wir bereits erläutert haben, unterscheiden sich Stoffwechselprodukte und Cholesterin, die durch die Kapillarwand abgegeben werden, von denen in der Wand einer dicken Arterie. Biologisch gesehen ist Cholesterin dazu da, Ihnen zu helfen. Cholesterin wird von der Leber hergestellt und dient als Baustein der Zellmembran, es ist sogar unerlässlich für gesunde Zellen. Cholesterin stärkt Zellmembranen und Nervenhüllen und ist an der Produktion von Hormonen und Galle beteiligt. Es ist jedoch nur dann von Nutzen, wenn es über die Kapillaren zugeführt wird, die sehr dünn sind.

Das Cholesterin, das sich in den Zwischenräumen unter dem fehlenden Endothel ablagert, ist weder gesund noch heilend. Es ist wie Schnee, der durch fehlende Schindeln in einem Hüttendach fällt. Wenn er nicht durch die Fenster (die Lymphbahnen) weggeschaufelt wird, können die Räume zerstört werden.

Das Problem tritt auf, wenn Cholesterin oxidiert, zum Beispiel, wenn es zur Reparatur von Arterienschäden eingesetzt wird. Dadurch wird die Zellwand gereizt. Der Körper betrachtet das oxidierte Cholesterin als Bedrohung.

Diese Reizung löst eine Immunreaktion aus: Immunzellen versuchen, das Problem zu bekämpfen, wodurch eine ganze Kette von Ereignissen in Gang gesetzt wird, die zu einer Entzündung führen – ein Signal in Ihrem Körper, dass eine Art Kampf im Gange ist.

Während dieses Prozesses versucht das Cholesterin, seine Aufgabe auf vielfältige Weise zu erfüllen. Bei dieser Heldentat wird es von einem Helfer unterstützt, einem Lipoprotein. Cholesterin besteht aus einer fettähnlichen Substanz. Daher kann es sich nicht in Wasser auflösen und muss über den Blutkreislauf zu den Zellen transportiert werden, und zwar von einem Lipoprotein.

Diese Lipoproteine gibt es in zwei Formen: als LDL (Low-Density-Lipoproteine), das als »schlechtes« Cholesterin bezeichnet wird, und als HDL (High-Density-Lipoproteine), das »gute« Cholesterin. LDL repariert die Schäden an der Arterienwand, während HDL das Cholesterin abtransportiert. LDL wird im Gewebe verstoffwechselt, während HDL das Cholesterin nach draußen transportiert, damit es in der Leber verstoffwechselt wird. Stellen Sie sich das HDL als eine Art Aufräumtrupp vor: Wenn die Arbeiter eine Arbeit erledigt haben, kommt jemand anderes, um dafür zu sorgen, dass alle Rückstände der Arbeit beseitigt werden. Dieser Prozess ist – wenn er funktioniert – eine gute Sache.

Das HDL und die Makrophagen genannten Immunzellen, die in das Gebiet eindringen, sind wie Menschen, die den Schnee durch ein offenes Hüttenfenster schaufeln. Das geschieht über die Lymphkapillare, die sich von den arteriellen Kapillaren unterscheiden.

Warum ist das so wichtig? Wenn das LDL seine Aufgabe erfüllt, die Arterienwand zu reparieren, sieht der Körper dies als Bedrohung der Arterie an, auch wenn die Absicht darin besteht, sie zu heilen. Daher verschlingen andere Zellen, die so genannten Schaumzellen (Xanthomzellen), das oxidierte LDL, um zu verhindern, dass es sich weiter an den Arterienwänden ablagert und so einen weiteren Entzündungsprozess auslöst. Wenn diese Schaumzellen dann absterben und sich auflösen, bleibt oxidiertes Cholesterin zurück, das weitere Entzündungen verursacht. Die Schaumzellen sterben entweder an Altersschwäche – nach etwa einem Monat – oder an überschüssigen Substanzen wie oxidiertem Cholesterin.

Bei einem gesunden Menschen wandern die Schaumzellen durch die Arterienwand zu den Lymphgefäßen in der Außenwand der Arterie, damit sie zur Leber transportiert werden können, wo das Cholesterin verarbeitet wird. Cholesterin kann auch vom HDL aufgenommen und zur Leber transportiert werden. Dieser Prozess verlangsamt sich, wenn die Lymphe langsamer fließt – zum Beispiel durch Entzündungen, Viskosität, Ablagerungen, mangelnde körperliche Aktivität oder durch andere molekulare Elemente, die den Fluss und die Zusammensetzung der Lymphe verändern.

Ablagerungen führen zu Entzündungen

Wenn die Lymphgefäße beeinträchtigt sind, kann der Körper Cholesterin nicht effizient verarbeiten und Entzündungen nicht abbauen. Dies führt zu einer Ablagerung von Cholesterin, Kalzium und anderen Nebenprodukten.

Wenn Ihr Körper die Ablagerungen nicht abtransportieren kann, wird die Arterienwand beschädigt und verstopft. Dadurch werden Entzündungsreaktionen ausgelöst, die die Arterien weiter gefährden.

Kurzzeitige Entzündungen sind eine gute Sache, denn sie sind ein Zeichen dafür, dass das Immunsystem fremde Stoffe bekämpft. Allerdings gibt es zwei Phasen des Entzündungsprozesses. Die erste ist die proinflammatorische Phase (die sich um die Giftstoffe und Eindringlinge kümmert), die zweite ist die Reinigungs- und Reparationsphase. Findet diese zweite Phase verzögert oder gar nicht statt, kann es zu Autoimmunerkrankungen oder chronischen Entzündungen kommen. Chronische Entzündungen entstehen, wenn die Arterienwände ständig geschädigt werden. Das setzt den Körper durch die ständigen Kämpfe auf Zellebene dauerhaft unter Stress.

Die Auswirkungen von Problemen mit dem Gefäßsystem sind also komplexer als etwa eine Verstopfung, die beseitigt werden muss. Sie sind vielschichtiger, denn es geht um die Vermeidung und Beseitigung von Schäden und die Verbesserung der Immunreaktion, um Entzündungen zu verringern. Wenn Ihnen das gelingt, verringern Sie das Risiko von Herzproblemen wie Herzinfarkten, Herzkrankheiten und anderen Erkrankungen, die mit beschädigten Arterien zusammenhängen.

Es wird Sie nicht überraschen, dass das Lymphsystem die Hauptrolle bei der Bewältigung all dieser Aufgaben spielt.

Lymphfluss zur Stärkung des Herzens

Wenn wir die Ursachen von Herzkrankheiten analysieren, ist es klar, dass man sie in viele verschiedene Kategorien einteilen kann: Genetik, Alterung, Fettleibigkeit, Rauchen, Stress usw. Aber was haben all diese Ursachen ge-

Eine bahnbrechende Erkenntnis

Die Universität Göteborg in Schweden hat in einer 2021 im »International Journal of Molecular Science« veröffentlichten Arbeit einen möglichen Durchbruch erzielt. Diese Arbeit zeigt, wie wichtig das Lymphsystem ist und wie eng es mit der Heilung chronischer Entzündungen verbunden ist – nicht mit den üblichen Mitteln der Entzündungshemmer, sondern mit natürlichen, lösenden und schützenden Substanzen, die das Körpergewebe heilen und wiederherstellen.

meinsam? Die Lymphgefäße beeinflussen das Verhältnis zwischen Blut und Cholesterin – und letztlich sind es die Prozesse der Cholesterinablagerung und Entzündung, die den Blutfluss zum und vom Herzen einschränken und Herzinfarkte, Schlaganfälle und chronische Herzkrankheiten auslösen.

Wie beeinflusst der Lymphfluss das Cholesterin?

Wie Sie bereits wissen, funktionieren die Lymphgefäße wie Blutgefäße: Sie lassen die Flüssigkeiten zwischen den Kapillaren und den Körperzellen zirkulieren. Diese Flüssigkeit transportiert die Nährstoffe zu den Zellen. Die Giftstoffe aus dem Körper – oxidiertes Cholesterin und andere beschädigte Lipide, glykierte oder anderweitig beschädigte Proteine und andere großmolekulare Abfälle, die im Körper abgebaut werden – wandern ebenfalls durch das Lymphsystem in den Blutkreislauf, um vom Körper ausgeschieden zu werden. Oxidiertes Cholesterin lagert sich nur an der Zellinnenwand ab, aber um abgebaut zu werden, muss es an die Außenwand zu den Lymphgefäßen gelangen. Mehr oxidiertes Cholesterin in der Arterienwand bedeutet eine stärkere toxische Reaktion.

Wenn es gelingt, die Lymphe frei und fließend zu halten, bildet sich in den Arterien wenig oder gar kein Cholesterin, weil die Lymphgefäße in der Lage sind, die schädlichen Substanzen aus den Blutgefäßen zu entfernen. Das liegt daran, dass die Lymphgefäße die Zelltrümmer aus den Zellzwischenräumen entfernen, sodass die Giftstoffe weniger Kontakt mit der Arterienwand haben.

Darüber hinaus wird durch die Lymphe auch die Entzündung bekämpft. Wir haben bereits erklärt, dass die Reparatur beschädigter Arterien einen Kampf auslöst, bei dem Immunzellen versuchen, das oxidierte Cholesterin auszuschalten. Das führt zu Entzündungen. Wenn Ihre Lymphe nicht gut fließt, kann sie keine Botenstoffe an den Ort des Verbrechens transportieren und keine Kampfzellen heranschaffen, um den biologischen Konflikt zu beenden. Ein schwaches Lymphsystem arbeitet in zweierlei Hinsicht gegen Sie: Es erkennt den Kampf nicht, wenn er beginnt, und es kann nicht eingreifen, wenn er begonnen hat. Wenn Ihr Lymphsystem funktionstüchtig ist und die Lymphflüssigkeit frei fließt, können beide Aufgaben erfüllt werden: Die Entzündung wird gestoppt, sodass sie gar nicht erst zu chronischen Schäden führt.

Herzkrankheiten werden in den USA oft mit dem Verzehr von zu vielen Cheeseburgern oder mit schlechten Genen in Verbindung

Studienergebnisse

Es gibt weitere Erkenntnisse über den Zusammenhang zwischen Blutfluss und Lymphfluss: Wenn die Lymphgefäße des Herzens nicht gut funktionieren, kann dies zu einer Verengung der Koronararterien führen. Eine japanische Studie hat gezeigt, dass das Abschnüren der Koronarlymphgefäße bei Schweinen zu einer starken Verkrampfung der Koronararterien führt, die Herzrhythmusstörungen und Herzmuskeltod verursachen kann.

gebracht. Es stimmt zwar, dass Ernährung und Genetik eine Rolle spielen, aber man sollte Herz-Kreislauf-Erkrankungen eher als eine chronische Degeneration des Immunsystems betrachten, die durch Entzündungen verursacht wird. Die Arterienstrukturen und die Fähigkeit des Blutes, durch sie hindurchzufließen, werden durch langwierige Kämpfe des Immunsystems beeinträchtigt, die zu verengten, verstopften und geschädigten Arterien führen. Die Fähigkeit Ihres Immunsystems, diese Schäden zu reparieren oder zu verhindern, hängt weitgehend von der Funktion Ihrer Lymphgefäße ab, die die Giftstoffe ausscheiden und die Immunfunktion verbessern, um langfristige Entzündungen zu verhindern.

Im weiteren Verlauf des Buches werde ich auf alle Modalitäten eingehen, die Ihnen helfen, Ihr Herz-Kreislauf-System über die Lymphe zu verbessern. Wenn Sie wollen, dass Ihr Lebensmotor weiterläuft, müssen Sie Ihren geheimen Fluss der Gesundheit am Fließen halten.

Liebe deine Lymphe, hilf deinem Herzen

Zum Glück gibt es viele Dinge, die Sie tun können, um Ihren arteriellen und lymphatischen Fluss zu verbessern. Dadurch werden Schlacken und Entzündungen beseitigt, die Arterien verstopfen und Blutflussprobleme verursachen. Hier finden einige der wichtigsten Dinge, die Sie tun können:

Hören Sie Musik

Alles, was Ihnen hilft, sich zu entspannen und vor allem tiefer zu atmen, fördert die Zirkulation Ihrer Lymphe. Musik zu hören funktioniert; Singen oder das Spielen eines Instruments hat eine noch stärkere Wirkung. Orchesterdirigenten leben länger, weil sie ihre Lymphe über die Armbewegungen durch den Brustkorb bewegen. Tanzen Sie, dirigieren Sie, und genießen Sie Ihre Lieblingsmusik. Ich habe im OP ständig Musik spielen lassen, um dem Operationsteam zu helfen, sich zu entspannen. Es hat sich herausgestellt, dass sie auch den Lymphfluss fördert. Wir haben Countrymusik oder leichten Rock'n'Roll mit einem Beat gehört, der alle entspannte und im Takt hielt.

Gönnen Sie sich eine Massage

Durch die Massage werden Blut und Lymphe direkt bewegt, sodass die Nährstoffe dorthin gelangen, wo sie gebraucht werden, und Abfallstoffe abtransportiert werden können. Wenn Sie Ihre Muskeln entspannen, erweitern sich die Blut- und Lymphgefäße, was den Fluss verbessert. Es hat sich auch gezeigt, dass eine Massagetherapie Schmerzen und Ängste nach einer Herzoperation lindert. Ich empfehle Ihnen, sich einmal im Monat massieren zu lassen, wenn Sie können, auch öfter.

Sie können auch eine Selbstmassage mit einem feuchten Luffaschwamm durchführen, am besten vor dem Baden oder Duschen. Führen Sie Ihre Bewegungen immer zum Herzen hin aus, um das Fließmuster Ihrer Körperflüssigkeiten nachzuahmen. Schon ein paar Minuten Massage täglich können Ihnen und Ihrem Kreislauf einen großen Schub geben.

Eine osteopathische Behandlung kann helfen

Seit mehr als 100 Jahren wenden Osteopathen ein Verfahren an, das Lymphpumpe genannt wird. Es wird zur Behandlung von Schwellungen (Ödemen) und Infektionen eingesetzt. Bis vor kurzem war ihr Mechanismus allerdings unbekannt.

Wie funktioniert sie? Während der Patient liegt, steht der Behandler am Kopfende des Massagetisches und legt seine Hand auf die Brustwand (oder den Bauch), während der Patient tief einatmet. Labortests haben gezeigt, dass diese Technik die weißen Zellen aus dem Darm mobilisiert, die mit einem bestimmten lymphatischen Gewebe verbunden sind, was mit einer signifikanten Erhöhung eines bestimmten Lymphflusses einhergeht.

Atmen Sie tief durch

Vor allem, wenn Sie wütend sind, müssen Sie atmen – nicht nur, um sich zu beruhigen, sondern auch, um Ihre Lymphe in Bewegung zu halten. Wenn Sie den Atem anhalten, wird der Fluss beeinträchtigt. Die größten Lymphgefäße und die wichtigsten Lymphbahnen Ihres Körpers befinden sich in Ihrem Brustkorb. Jedes Mal, wenn Sie tief einatmen, wird die Lymphflüssigkeit weiterbewegt, und die Rückschlagventile in diesen Röhren verhindern, dass die Lymphe zurückfließt.

Je tiefer Sie atmen, desto mehr zirkulieren die geheimen Flüsse des Lebens in Ihrem Körper. Dies ist besonders wichtig für die Gesundheit des Herz-Kreislauf-Systems. Stress kann oft zu einer schnellen und

Atemübung

Atmen Sie bewusst aus dem Bauch:

- Legen Sie eine Hand auf Ihren Bauch und achten Sie darauf, wie sie sich beim tiefen Einatmen nach außen bewegt. Durch die Bauchatmung wird das Zwerchfell so bewegt, dass es den meisten Raum für Ihren Atem bietet.
- Spannen Sie beim Ausatmen die Bauchmuskeln an und drücken Sie so viel Atem wie möglich nach oben und nach außen.
- Wiederholen Sie diese Übung einige Male.
- Führen Sie die Übung mehrmals am Tag durch, vor allem, wenn Sie sich besonders angespannt fühlen.

flachen Atmung führen, die den Lymphfluss um das Herz herum nicht gut unterstützt. Versuchen Sie, sich morgens und abends ein paar Minuten Zeit für eine tiefe, langsame Atmung zu nehmen, und trainieren Sie so eine optimale Atmung für den ganzen Tag.

Springen Sie auf dem Trampolin

In Ihrer Wohnung können Sie ein kleines Rebounder-Trampolin benutzen, um Ihre Lymphe ohne große Anstrengung sanft durch Ihren Körper fließen zu lassen. Laut NASA-Forschung ist es auch eine großartige Methode, Kalorien zu verbrennen. Indem Sie die Schwerkraft nutzen, können Sie auf dem Trampolin auf- und abspringen oder einfach mit den Füßen wippen, und schon nach kurzer Zeit werden Ihre Flüssigkeiten viermal schneller bewegt als beim Gehen.

Planen Sie morgens und abends eine kurze Trampolin-Session ein. Beginnen Sie mit wenigen Minuten und steigern Sie sich dann allmählich. Der größte Teil der Lymphe fließt durch den Brustkorb im Thoraxkanal, der Rückschlagventile hat. Wenn Sie auf dem Trampolin springen, helfen Sie der Flüssigkeit, sich nach oben zu bewegen und dort zu bleiben, wenn Sie wieder herunterkommen.

Da sich die Lymphbahnen in der Nähe der Arterien befinden, kann eine Erhöhung der Pulsfrequenz und der Intensität (zum Beispiel durch Bewegung) den Lymphfluss verbessern. Einer Studie aus Italien zufolge verringert Springen die Schmerzintensität um 88 Prozent, weil es schmerzauslösende Entzündungsstoffe durch das Lymphsystem spült.

Wir empfehlen 10 bis 20 Minuten Springen, aber auch fünf Minuten oder nur 50 bis 100 Sprünge können sehr wirksam sein.

Gehen Sie in die Sauna

Das Sitzen in der Hitze kann die Herzfrequenz erhöhen, was dem Herzmuskel hilft, sich zu bewegen. Dadurch wird die Lymphflüssigkeit dorthin gebracht, wo sie die Wartung und Reparatur der wichtigen Herzkranzgefäße unterstützt. Mit dem Schweiß werden Giftstoffe aus dem Körper ausgeschieden.

Eine finnische Prospektivstudie hat gezeigt, dass das Herzinfarktrisiko und die Gesamtsterblichkeit umso geringer waren, je häufiger die Probanden in die Sauna gingen. Saunieren ersetzt zwar nicht die sportliche Betätigung, kann aber eine angenehme Ergänzung zu einem lymphstärkenden Lebensstil sein.

Achten Sie nur darauf, dass Sie es nicht übertreiben – 15 bis 20 Minuten reichen aus –, und trinken Sie danach viel. Saunabesuche, und sei es nur einmal im Monat, senken nachweislich das Risiko für Herzkrankheiten.

Machen Sie Yoga

Durch die sanften Dehnungen bei Yoga- und Tai-Chi-Übungen werden Blut und Lymphe systematisch durch ihre Kreislaufbahnen bewegt. Dies senkt nachweislich direkt den Blutdruck und die Stresshormone, sodass sich die Lymphgefäße erweitern und ihre Leistung steigern. Einige Vorschläge für Übungen finden Sie im Kapitel »Yoga-Basics für die Lymphe« (Seite 131).

Meditieren Sie

Ihr Herz und Ihre Lymphgefäße reagieren ständig auf Ihre Gedanken und Gefühle. Meditation ist ein Prozess, bei dem der Geist trainiert wird, friedlicher und ruhiger zu werden; Achtsamkeit bedeutet, diese Fähigkeit anzuwenden.

Schon ein paar Minuten Meditation am Morgen und am Abend unterstützen Ihre Lymphe bei der Wartung und Reinigung Ihres Herz-Kreislauf-Systems und dienen Ihnen zur Erholung. Meditation und Achtsamkeitspraxis senken nachweislich das Stressniveau und wirken sich direkt auf den Cholesterinspiegel und den Blutdruck aus. Wenn Sie sich entspannen, atmen Sie tiefer. Das hilft vor allem dabei, die Flüssigkeiten durch die größeren Lymphgefäße im Brustkorb zu transportieren.

Wählen Sie einen Zeitpunkt für Ihre Meditationspraxis, der für Sie passt. Konzentrieren Sie sich dann auf Ihren Atem oder ein positives Wort wie »Frieden« oder »Entspannung« oder ein kurzes Gebet.

Essen Sie für den Lymphfluss

Bestimmte Gewürze und Kräuter haben eine medizinische Wirkung auf den Lymphfluss. Sie enthalten Verbindungen, die der Bildung von Plaques und Blutgerinnseln in den Arterien vorbeugen, aber auch die Lymphgefäße entspannen und so den Durchfluss fördern. Sie senken den Cholesterinspiegel und den Blutdruck und helfen, den Blutzuckerspiegel zu stabilisieren. Knoblauch, Zwiebeln, Nelken, Cayennepfeffer, Zimt, Oregano, Basilikum, Curry und Kurkuma enthalten Vitamine und Mineralien, die die Instandhaltung und Reparatur der Gefäße unterstützen. Würzen Sie Gerichte, die Sie regelmäßig essen, damit. Oregano auf Blaubeeren oder Haferflocken kann ihnen ein überraschendes Geschmackserlebnis bringen.

Weitere lymphstärkende Lebensmittel:

- Dunkles Blattgemüse wie Spinat, Rucola, Grünkohl und Mangold liefern eine Reihe von Vitaminen und Mineralstoffen, die für die Reparatur der Blut- und Lymphgefäße benötigt werden. Das darin enthaltene Magnesium wirkt gefäßerweiternd, während das reichlich vorhandene Vitamin K, ein fettlösliches Vitamin, zur Vorbeugung gegen Herzkrankheiten beiträgt. Dunkles Blattgemüse enthält auch Kalzium, das besser aufgenommen wird als das in Milchprodukten enthaltene Kalzium. Achten Sie auf zwei Portionen pro Tag.
- Rote und orangefarbene Lebensmittel, zum Beispiel Granatäpfel, Karotten, rote Paprika, Kürbis und Tomaten, liefern Vitamin C, einen kollagenfördernden Inhaltsstoff, sowie Carotinoide und Flavonoide, die antioxidativ und entzündungshemmend wirken. Ausreichend Kollagen ist für die Pflege, den Erhalt und den Wiederaufbau der Gefäßwände notwendig.
- Heidelbeeren, Brombeeren und dunkelblaue Trauben enthalten Anthocyane, die ihnen ihre dunkelblaue Farbe verleihen und als starke Antioxidantien den Alterungsprozess der Gefäße verhindern und umkehren. Sie können sie in Salate geben, aber auch statt entzündungsfördernder Desserts aus Zucker oder raffiniertem Mehl servieren.
- Polyphenole sind Mikronährstoffe, die in fast allen Pflanzen vorkommen. Sie sind sehr gesund. Man findet sie in Bohnen, Beeren, Gemüse und vielem mehr. Wir lieben sie, weil sie als »Lymphbildner« gelten, denn sie fördern die Lymphproduktion.

Um es mit Michael Pollan, preisgekrönter Autor des Buches »The Omnivore's Dilemma«, auf den Punkt zu bringen: Essen Sie (echte) Lebensmittel, nicht zu viel und hauptsächlich Pflanzen.

Denken Sie über Nahrungsergänzungsmittel nach

Die amerikanische Standarddiät (SAD), der die meisten Amerikaner folgen, enthält viel zu viele einfache Kohlenhydrate wie Zucker und Stärke sowie ungesunde Öle, die zu Entzündungsreaktionen führen. Eine gesunde Ernährung sollte den Verlust von Mikronährstoffen in verarbeiteten Lebensmitteln ausgleichen, aber möglicherweise ist eine Ergänzung erforderlich, um Ihr Wohlbefinden zu verbessern. Zu den Nahrungsergänzungsmitteln, die sich positiv auf die kardiovaskuläre Gesundheit auswirken, gehören die Vitamine B, C, D und E, Mineralstoffe wie Magnesium, Zink, Chrom, Mangan, Molybdän und Selen sowie entzündungshemmende und antioxidative Nährstoffe wie Curcumin, Resveratrol, N-Acetyl-Cystein und Pterostilben.

Fünf für den Flow

Diese Nahrungsergänzungsmittel stärken Ihre Herzgesundheit:

- Coenzym Q 10
- Magnesium
- Fischöl
- D-Ribose
- Polyphenole

Weitere Informationen finden Sie im Kapitel »Vorschläge zur Supplementierung« (Seite 128).

Krebserkrankungen

Ein starkes Lymphsystem stärkt Ihre Immunität und kann Sie vor Krebs schützen.

Niemand möchte Krebserkrankungen in seiner Familie erleben. Wir alle wissen, wie beängstigend, komplex und allgegenwärtig Krebs ist. Statistiken zeigen, dass jedes Jahr fast zwei Millionen neue Krebsfälle diagnostiziert werden, und man schätzt, dass bei 40 Prozent der Männer und Frauen irgendwann im Laufe ihres Lebens Krebs diagnostiziert wird. Krebs ist die zweithäufigste Todesursache in den Vereinigten Staaten. Aber es geht bei dieser Krankheit nicht um Statistiken. Es geht um die Menschen – und die Angst vor dem Unbekannten.

Einfache Erkrankungen können mit Universalmedikamenten oder -verfahren gestoppt oder geheilt werden. Krebs dagegen tritt in vielen Formen auf, und es gibt nicht nur einen Weg, ihn zu behandeln. Er ist eines unserer medizinischen Rätsel, zum Teil wegen der verschiedenen Ausprägungen der Krankheit, aber auch, weil Krebszellen von unseren eigenen Zellen abstammen und keine Eindringlinge von außen sind. Die lassen sich leicht bekämpfen, weil sie sich stark von unseren Zellen unterscheiden.

In diesem Kapitel können wir zwar nicht alle Krebsarten behandeln, aber wir können uns ansehen, wie unser Immunsystem in Verbindung mit dem Lymphsystem arbeitet, um den Krebs in Schach zu halten und die Ausbreitung zu verlangsamen.

Zahlreiche Forschungsergebnisse zeigen, dass es verschiedene Methoden der Krebsvorbeugung gibt. Dazu gehören der Verzicht auf das Rauchen, die Vermeidung von Sonnenbrand, Stressbewältigungstechniken, ein körperlich aktiver Lebensstil und die Einnahme von Mikronährstoffen (über die Ernährung und durch Nahrungsergänzungsmittel), die nachweislich eine krebsvorbeugende Wirkung haben. Krebs hat auch eine genetische Komponente, weshalb regelmäßige Vorsorgeuntersuchungen empfohlen werden – nicht zur Vorbeugung, sondern zur Früherkennung, die den Heilungserfolg von Behandlungen erhöht.

Unser Ziel ist es, die entscheidende Rolle des Lymphsystems bei der Verhinderung und Verlangsamung der Ausbreitung von Krebs zu untersuchen. Wenn Sie das verstehen, können Sie ein Gefühl dafür bekommen, wie Sie Ihrer Lymphe helfen können, Sie dabei zu unterstützen. Wenn Sie Ihren geheimen Fluss der Gesundheit in Schwung bringen, haben Sie eine viel bessere Chance, Ihren Körper das tun zu lassen, was er tun will, nämlich Krebszellen zu beseitigen, bevor sie außer Kontrolle geraten.

Schauen wir uns zunächst die Funktionsweise unseres Immunsystems an.

Wie funktioniert das Immunsystem?

Wir können unser Immunsystem mit einem beliebigen Verteidigungssystem vergleichen, zum Beispiel mit Sicherheitspersonal, Türstehern, Polizisten, Militär, gepanzerten Rittern oder was Ihnen sonst einfällt. Diese Menschen haben eine sehr wichtige Aufgabe: Sie beschützen Schätze, Banktresore, Flugzeuge, Könige und Königinnen oder alles, was den ungewollten Vormarsch des Bösen überleben muss.

Unser Immunsystem besteht aus vielen Teilen, die verschiedene Aufgaben übernehmen, je nachdem, was in unserem Körper vor sich geht. Bei Krebs ist der Schatz, den es zu bewahren gilt, unser Körper und unsere Gesundheit.

Unser Immunsystem und die darin enthaltenen Zellen sind die Geheimagenten unseres Körpers, auch wenn sie keine Waffen tragen. Sie werden biologische Kugeln für Sie abfangen und sterben, damit Sie überleben können. Einige von ihnen schießen auch mit biologischen Kugeln.

Das Immunsystem in Aktion

Befindet sich unser Leben im normalen Zustand, ist alles wunderbar. Die sprichwörtlichen Vögel singen, die Sonne scheint, und unsere Zellen machen ihren Job und halten die Organe und Systeme am Laufen. Alle sind mit ihrer Arbeit zufrieden (»Hallo Magen, Zeit, den Joghurt und die Blaubeeren zu verdauen!«). Die Systeme unseres Körpers arbeiten rund um die Uhr, um uns in Bewegung zu halten, damit wir denken, arbeiten, ruhen, schlafen, träumen und alles genießen können, was das Leben zu bieten hat.

Natürlich wäre es großartig, wenn dieser magische Fluss der Lebenskraft in unserem Körper niemals unterbrochen würde, aber wir zahlen einen Preis für die Interaktion mit der Welt. Wenn unser Körper mit der Außenwelt in Kontakt tritt, kommt etwas von dieser Außenwelt in ihn hinein. Das kann auf verschiedene Weise geschehen: über die Haut, über die Luft und über die Nahrung. Einige dieser Besucher sind freundlich, und unser Körper heißt sie willkommen.

Andere benehmen sich wie ein gefräßiger Löwe, fallen in unseren Körper ein und zerstören auf dem Weg dorthin alles Mögliche. Zum Glück haben wir unser Immunsystem, das einen Abwehrprozess in Gang setzt.

Unser Körper erkennt etwas Fremdes in uns durch spezialisierte Zellen, die wie Polizisten agieren und den Ausweis überprüfen. Wenn die Identifizierung nicht erfolgreich war, also die überprüften Zellen nicht zu unserem Körper gehören, schaltet sich das Immunsystem ein. Und dann wird es etwas chaotisch.

Wie schön wäre es, wenn Krankheitserreger (das sind Substanzen, die nicht in unseren Körper gehören) sich einfach umdrehen und verschwinden würden. Aber die Krankheitserreger wollen bleiben, und die Immunzellen wollen, dass sie gehen. Weil sie nicht nachgeben, kommt es zur Konfrontation.

Sie haben vielleicht schon von B-Zellen und T-Zellen gehört, die im Kampf für die Verteidigung Ihres Körpers verschiedene Rollen spielen. Und genau damit beginnt das zelluläre Feuergefecht. Ihr Körper sendet weiße Blutkörperchen (einschließlich Granulozyten und Lymphozyten) aus, um den Bereich, in dem sich die Eindringlinge befinden, anzugreifen. Dadurch wird eine Entzündungsreaktion ausgelöst, mit der der Eindringling getötet werden soll.

Die Folgen des Kampfes spüren wir: Der Bereich kann sich röten und anschwellen, die Körpertemperatur kann ansteigen. Es kommt zu einer akuten Entzündungsreaktion, die den Körper im Alarmzustand hält. Bei einigen Krankheitserregern können Sie gut sehen, wie sich dieser Kampf abspielt. Bei einer Allergie müssen Sie niesen. Bei einem Virus bekommen Sie Fieber. Bei Krankheitserregern, die über Nahrungsmittel eindringen, verbringen Sie viel Zeit auf oder nahe bei der Toilette. All diese Reaktionen sind biologische Beweise für den Kampf, der in Ihrem Körper stattfindet.

Normalerweise dauern diese alltäglichen Kämpfe nicht sehr lange, weil unser starkes und robustes Immunsystem allein oder vielleicht auch mit Hilfe von Medikamenten die Eindringlinge abtöten kann. Unsere Zellen kehren dann zur Normalität zurück.

Wenn das Feuergefecht beendet ist und einige Immunzellen dabei absterben, sammelt »der Aufräumtrupp« der Makrophagen die Trümmer ein und gibt wichtige Informationen über die Identität der Eindringlinge an das adaptive Immunsystem weiter. So wird das immunologische Gedächtnis geschult. Beim nächsten Auftauchen von Mikroorganismen mit denselben Identitätspapieren (den so genannten Antigenen) wird die Reaktion noch schneller und wirksamer ausfallen. Wir bezeichnen diesen Zustand als »immunisiert«. Dann kehren alle Mitglieder unseres Immunsystems auf ihre Posten zurück, um für die nächste Invasion bereit zu sein.

Wie reagiert das Immunsystem auf Krebszellen?

Krebszellen sind ernstere, aggressivere Erreger, sozusagen Undercoveragenten. Und hier wird es dann knifflig. Im Idealfall wäre unser Immunsystem in der Lage, alle Krebszellen als problematisch zu erkennen. Das geschieht auf natürliche Weise mit einem so genannten »Korrektor-Gen«, das in praktisch allen Zellen unseres Körpers vorhanden ist. Dieses Korrektor-Gen versucht zu erkennen, welche Gene Probleme oder Fehler aufweisen, damit unser Immunsystem seine Aufgabe erfüllen und die Zellen bekämpfen kann.

Aber Krebszellen sind eine der subversivsten Bedrohungen, denen unser Körper ausgesetzt sein kann. Da sie von unseren eigenen Stammzellen abstammen, sind sie in der Lage, sich vor dem Immunsystem zu verstecken. Sie bringen das Blutgerinnungssystem dazu, eine Substanz namens Fibrin zu produzieren, die eine ganze Tumorkolonie verdecken kann. Unser Immunsystem hält sie dann für ein unschuldiges Blutgerinnsel. Fibrin ist sogar in der Lage, Immunzellen in der Tumorkolonie »einzufangen« und sie zu zwingen, Verbindungen zu produzieren, die das Wachstum und die Ausbreitung dieser terroristischen Zelle fördern.

Krebszellen können das Korrektor-Gen abschalten. Sie können sich das so vorstellen, dass man einer Sicherheitskamera den Strom abstellt. Die Immunzellen wissen vielleicht noch nicht einmal, dass die Krebszellen existieren – während diese sich vermehren, wachsen und ausbreiten. Und sie kappen das Signal, das den Immunzellen erlaubt, einzugreifen und ihre Arbeit zu tun. So können die Krebszellen in Ruhe den Schatz erbeuten und unseren Körper mit Zellen überschwemmen, die die normale Funktion der Organe und Systeme unseres Körpers abtöten.

Um dazu in der Lage zu sein, müssen die Tumorzellen jedoch eine bestimmte kritische Masse erreichen und ihre eigene Blutversorgung aufbauen, um größer als ein Stecknadelkopf zu werden. In sehr frühen Stadien erkennt ein gesundes Immunsystem mit lebhaftem Lymphfluss diese geschädigten und verwirrten Krebszellen. Es beseitigt sie durch Injektionen mit tödlichen Chemikalien, bevor sie sich zu einer versteckten und wachsenden Bedrohung entwickeln und die Kommunikation mit den gesunden Körpersystemen unterbrechen können.

Und genau hier liegt eine unserer großen medizinischen Herausforderungen. So wie eine terroristische Gruppierung einen Anschlag verübt, indem sie ihre Aktivitäten vollständig vor den Geheimdiensten verbirgt, können Krebszellen unser Immunsystem überwältigen. Die heute gebräuchlichen Therapien befassen sich mit verschiedenen Möglichkeiten der Behandlung: der chirurgischen Entfernung eines Tumors (wodurch etwa 50 Prozent der Krebserkrankungen geheilt werden), der direkten Abtötung von Krebszellen (zum Beispiel durch Chemotherapie und Bestrahlung) oder der Stärkung des Immunsystems (Immuntherapie). Durch die Immuntherapie ist ein Körper besser in der Lage, Krebszellen, die eine kritische Masse erreicht haben, zu erkennen und zu bekämpfen.

Lymphsystem und Krebs

Möglicherweise ist Krebs der Grund, aus dem Sie vor der Lektüre dieses Buches überhaupt etwas über das Lymphsystem wussten. Häufig hört man: »Der Krebs wurde in x Lymphknoten gefunden, die zusammen mit dem Tumor entfernt wurden.« Vielleicht wissen Sie auch, dass das Lymphsystem einer der Wege ist, auf denen sich der Krebs im Körper verbreitet. Der andere ist der Blutkreislauf.

Da Sie nun die Bestandteile der Lymphe kennen (Seite 11), haben Sie wahrscheinlich eine Vorstellung davon, welche Rolle ein starker Lymphfluss und gesunde Lymphgefäße bei der Krebsvorbeugung und -behandlung spielen.

Wie Sie jetzt wissen, wandern Makrophagen, natürliche Killerzellen, T-Zellen, B-Zellen und andere Immunzellen durch die Lymphflüssigkeit. Wenn Ihr Lymphfluss stagniert, verringert sich die Chance, dass diese Immunzellen an den Ort gelangen, an dem sich die Krebszellen vermehren. Ebenso werden nicht mehr benötigte Zellen über die Lymphflüssigkeit abtransportiert: Der Dreck wird gesammelt, gefiltert und entsorgt. Damit Ihr Immunsystem voll funktionsfähig und wirksam ist, muss die Lymphe so gut wie möglich fließen, sodass sie Immunzellen an den Ort des biologischen Verbrechens schickt, sie dort absetzt und ihre Selbstzerstörungsmechanismen auslöst.

Krebszellen entstehen, wenn unsere Stammzellen zu stark zerstört sind, um sich selbst zu reparieren. Bestimmte Mutationen bewirken, dass diese nun bösartigen Zellen ihre eingebaute Fähigkeit zur Selbstzerstörung (Apoptose) verlieren. Normale Zellen zerstören sich selbst, wenn sie zu alt sind und/oder geschädigt werden. Wenn Chemo- und Strahlentherapie Krebszellen abtöten, geschieht dies hauptsächlich durch Auslösung der Apoptose.

Die Lymphe ist für die Ausbreitung von Krebs verantwortlich

Krebs ist nicht nur ein einzelner Tumor, der sich ausbreitet, indem er in einen anderen Bereich des Körpers wandert. Krebs breitet sich auch aus, wenn Zellen vom Haupttumor abbrechen und woandershin wandern. Sie sind wie Hooligans, die auf den Straßen unseres Körpers randalieren.

Diese Straßen sind unsere Lymphe, auf denen sich die Zellen vom Ursprung des Krebses in andere Teile unseres Körpers ausbreiten. In einem stagnierenden Lymphfluss, der nicht regelmäßig neue Immunzellen produziert, ist es für bösartige Zellen viel einfacher zu überleben und sich auszubreiten als in einem gesunden Fluss. Daher verbessern einfache Gesundheits- und Lebensgewohnheiten, zum Beispiel eine gesunde Ernährung und Bewegung, den Lymphfluss. Das wiederum erhöht die Wahrscheinlichkeit, dass bösartige Zellen, die in das Lymphsystem eindringen, weggeschwemmt und vernichtet werden, anstatt sich zu bewegen, Immunzellen zu umgehen und eine neue Kolonie an einer vom Primärtumor entfernten Stelle zu bilden (die Ihnen und Ihrem medizinischen Team bekannt oder unbekannt sein kann).

Problematisch wird es dann, wenn die bösartigen Zellen einen Lymphknoten erreichen. Krebszellen in den Lymphknoten unterdrücken das Immunsystem und erhöhen so die Chancen des Krebses, die Oberhand zu gewinnen, weil das Immunsystem nicht in der Lage ist, ihn erfolgreich zu bekämpfen. Schwedische Forscher fanden heraus, dass sich die Krebszellen dafür als weiße Blutkörperchen tarnen. Zu diesem Eindringen gibt es neue Forschungsergebnisse, insbesondere zu den Fragen, was Krebszellen in die Lymphe lockt und wie Tumorzellen das Immunsystem unterdrücken, wenn sie die Lymphknoten erreichen. Die meisten chronischen Probleme treten an den Lymphknoten

Fünf für den Flow

Diese Nahrungsergänzungsmittel helfen Ihnen beim Kampf gegen Krebs:

- Vitamin D
- Kurkuma
- Fischöl
- Polyphenole
- modifiziertes Zitruspektin

Weitere Informationen finden Sie im Kapitel »Vorschläge zur Supplementierung« (Seite 128).

auf, wo diese Funktionsstörung stattfindet. Geschwollene Lymphknoten, die auf eine Fehlfunktion des Immunsystems hinweisen, sind oft das erste äußere Zeichen von Krebs. Vom Lymphknoten aus können sich die Krebszellen über das Blut in andere Organe ausbreiten. Wenn diese Zellen ein Organ angreifen, bringen sie es zum Versagen und bedrohen unser Leben.

Deshalb suchen Forscher nach Möglichkeiten, mit dem Immun- und Lymphsystem zusammenzuarbeiten, um zu verstehen, wie die Knoten befallen werden, und das dann auch behandeln zu können. Außerdem versuchen sie herauszufinden, wie das Immunsystem in die Lage versetzt werden kann, Krebszellen anzugreifen, anstatt von ihnen ausgetrickst zu werden.

Studienergebnisse

Forschungen aus Italien und Japan haben gezeigt, dass ein träger Lymphfluss das Tumorwachstum fördern kann. Das hat wahrscheinlich mit einer schlechten Immunreaktion zu tun und kann nicht nur zum Tumorwachstum, sondern auch zur Entstehung von Tumoren führen.

Was passiert, wenn Lymphknoten entfernt werden?

Lymphödeme sind Schwellungen, die an Armen und Beinen auftreten können, häufig nach der Entfernung von Lymphknoten nach einer Krebsbehandlung. Forschungsergebnisse der Universität Singapur zeigen, dass der Lymphfluss durch Massagen, gute Ernährung mit Polyphenolen und Flavonoiden und sogar durch plastische Operationen zur Entfernung von Fettgewebe, das die Lymphgefäße verstopfen könnte, verbessert werden kann. Darüber hinaus entwickeln die Lymphgefäße auch ohne Knoten neue Kanäle, die um den chirurgischen Schnitt herum zum nächstgelegenen Lymphknoten führen, in dem die Flüssigkeit gefiltert wird.

Stellen Sie sich Lymphknoten als Bahnhöfe um 1870 vor. Züge fuhren von Norden nach Süden, lieferten Waren, sorgten für die Verbreitung von Nachrichten, brachten Menschen hin und her. Sie alle kamen in einem Bahnhof an, um ihre Aufgabe zu erfüllen, sei es die Lieferung, der Abtransport oder der Bau. Um 1870 waren die Bahnhöfe Depots für Soldaten, Waffen, Nachrichten, Verwundete und Gefangene. Wenn sich die Züge verlangsamten, verlangsamten sich auch all diese Bewegungen. Wurden die Gleise unterbrochen wie die Lymphbahnen bei einer Operation, musste alles zum nächsten Bahnhof umgeleitet werden, auch wenn das bedeutete, neue Gleise zu verlegen.

So ähnlich ist es beim Lymphsystem, wenn Lymphknoten entfernt wurden. Die Lymphgefäße müssen wieder aufgebaut werden, um zum nächsten Lymphknoten gelangen. Sehr erleichtert wird dies durch eine optimale Lymphdrainage sowie durch die Reduzierung von Narbengewebe und Fettzellen, die verhindern, dass Lymphgefäße neue Lymphbahnen aufbauen.

COVID-19 und die Lymphe

Die im Jahr 2020 ausgebrochene Coronapandemie hat das Bewusstsein für die Bedeutung des Immunsystems deutlich geschärft. Trotzdem ist seine Funktionsweise relativ unbekannt.

Die meisten Menschen wissen nicht, wie sich Nährstoffe, zum Beispiel die Vitamine A, C und D, auf das Immun- und Lymphsystem auswirken. Ein gut funktionierendes gut Lymphsystem hilft beim Abtransport unerwünschter Stoffe aus dem Körper, zum Beispiel Toxine, Bakterien und Viren. Untersuchungen im Zusammenhang mit COVID-19 ergaben, dass Menschen mit einem höheren Vitamin-D-Spiegel besser abschnitten als diejenigen, die einen Vitamin-D-Mangel hatten. Vitamin D ist ein wichtiger Baustein des Immunsystems.

Unser Immunsystem besteht aus zwei Teilen:

- dem angeborenen (das bereit ist, fremde Eindringlinge als erste Verteidigungslinie anzugreifen) und
- dem adaptiven (das frühere Kontakte mit Krankheitserregern und deren Angriffe speichert und sich daran erinnert, wenn der Eindringling erneut auftaucht).

Die Daten haben gezeigt, dass die Menschen mit dem höchsten Risiko für schwerwiegende gesundheitliche Komplikationen bei COVID-19 neben einer Grunderkrankung weitere Störungen oder Erkrankungen aufweisen (Komorbidität). Das unterstreicht die Bedeutung der allgemeinen Gesundheit.

Eine gesunde Immunantwort ist auch ein Teil dessen, was wir kontrollieren können, wenn wir mit neuen Eindringlingen konfrontiert werden. Sie zwingen unser adaptives System, ein neues Problem zu erkennen und zu bekämpfen. Ein gesundes Lymphsystem trägt zur Aufrechterhaltung einer gesunden Immunreaktion bei. Zurzeit ist das wichtiger denn je.

Wie wird eine Coronainfektion behandelt?

Die Ursache und der Zeitpunkt einer Covid-19-Erkrankung und die Behandlung der Symptome sind je nach Infektionsdauer unterschiedlich. Einige Tage nach der Infektion mit dem SARS-CoV-2-Virus treten Symptome wie Geruchsverlust, Fieber, Schüttelfrost, Schwitzen, Durchfall, Halsschmerzen und Husten auf. Nach etwa einer Woche verschlimmern sich die respiratorischen Symptome mit Kurzatmigkeit, geringer Sauerstoffsättigung und allgemeiner Entzündung.

In den ersten ein bis zwei Wochen vermehrt sich das Virus und dringt in die Zellen des Körpers ein. Das ist von Mensch zu Mensch verschieden, je nachdem, wie krank er ist. Patienten mit Diabetes und Fettleibigkeit haben ein höheres Risiko, weil sie bereits eine entzündliche Vorerkrankung haben.

In der ersten Phase dieser Krankheit besteht die beste Behandlung darin, das Virus auszurotten oder seine Vermehrung zu verhindern. Das kann durch monoklonale Antikörper und Zink oder Remdesivir erreicht werden.

Nach ein oder zwei Wochen sind die Symptome Atemnot und allgemeine Schwäche auf ein Übermaß an entzündungsfördernden Substanzen (Zytokinsturm) zurückzuführen. Dabei handelt es sich nicht um das Virus selbst, sondern um eine Überproduktion körpereigener Stoffe, die zu Flüssigkeitsansammlungen in der Lunge, Blutgerinnseln, allgemeiner Entkräftung und Schock führen. In mehreren Studien, die mit Patienten während eines Zytokinsturms durchgeführt wurden, wurden sowohl hohe Viruslasten als auch niedrige Viruslasten und -partikelzahlen festgestellt. Das lässt vermuten, dass die Behandlung der Virusinfektion in diesem Stadium besser mit Steroiden wie Dexamethason erfolgen sollte. Manchmal kommt es zu Überschneidungen zwischen den beiden Therapien, sodass sowohl Antikörper als auch Steroide erforderlich sind.

In vielen Fällen gibt es jedoch eine übereinstimmende Beobachtung: Bei COVID-19 kommt es zu einer Verringerung der T-Zellen. T-Zellen sind Lymphozyten, die Entzündungen hervorrufen können, aber auch Entzündungen verringern und Gewebe reparieren können, wenn es sich um eine bestimmte Art der T-Zelle handelt, die als regulatorische CD4-T-Zelle bezeichnet wird. Wir gehen davon aus, dass es sich bei dem Mangel an T-Zellen in diesem Stadium der Infektion um die regulatorischen CD4-T-Zellen handelt, sodass die Entzündung zunimmt und ausufert. Monozyten werden zu Makrophagen, die von den Endothelien der Lymphgefäße und der Blutgefäße angezogen werden. Das führt zu einem schlechten Transport und einer schlechten Kommunikation in den Lymphgefäßen sowie zu Thrombosen und Blutungen in den Blutgefäßen.

Das Lymphsystem ist ein wesentlicher Bestandteil des Transports von Immunzellen, Informationen und Substanzen, die eine gesunde Entzündungsreaktion und eine schnelle Umkehr zu einem entzündungshemmenden Zustand bewirken. Patienten und Patientinnen mit chronischen Entzündungskrankheiten wie Fettleibigkeit und Diabetes haben stark undichte Lymphgefäße, die Immunglobuline, Triglyceride sowie Zellen und Nährstoffe verlieren, die für ein gesundes Immunsystem und die Kommunikation zwischen den Systemen notwendig sind. Die Offenhaltung dieser Kanäle, die Minimierung der übertragenen Substanzen und des Zellverlusts optimieren das Wohlbefinden.

Verdauungsprobleme

Ein unruhiger Verdauungstrakt kann reibungslos funktionieren, wenn Ihre Lymphe kräftig fließt.

Was ist in Ihrem Bauch? Eine einfache Frage, auf die Sie verschiedene Antworten geben können. »Der Avocado-Toast von heute Morgen.« Oder sarkastisch: »Das Festessen von letztem Sonntag.« Oder gefühlsmäßig: »Am liebsten würde ich einen halben Kuchen verdrücken.«

Wir bevorzugen dagegen eine anatomische Antwort: Sobald Sie unter die Hautoberfläche gelangen, durch das Fett waten und durch die Muskeln tauchen (ja, Sie haben da drin Bauchmuskeln!), betreten Sie eine der komplexesten, interessantesten und potenziell turbulentesten biologischen Welten in Ihrem Körper.

Das Verdauungssystem – das viele sich wie eine Reihe von Tunneln und Autobahnen vorstellen, die den Inhalt Ihres Nudeltellers von der Gabel bis zum städtischen Abwassersystem transportieren – ist viel mehr als nur eine anatomische Fahrbahn für die Mahlzeiten.

Ihr Verdauungssystem ist ein Ökosystem, das aus Organen, Organismen, Chemikalien, Hormonen, Flüssigkeiten und vielem mehr besteht. Es beeinflusst Ihre allgemeine Gesundheit und ist dafür verantwortlich, wie Sie sich Tag für Tag und Stunde für Stunde fühlen.

Man könnte sogar behaupten, dass unsere Verdauungsgesundheit für unser allgemeines Wohlbefinden genauso wichtig oder sogar wichtiger ist als jeder andere Bereich unseres Körpers. Bei der Gesundheitsvorsorge konzentrieren wir uns auf Herz, Gehirn und die Krebszellen, weil sie mit großen (und beängstigenden) Risiken verbunden sind. Darmprobleme werden jedoch oft wie die bellenden Hunde der Nachbarn behandelt: Man blendet sie aus, bis sie einen wirklich stören. Bestimmt denken Sie an Ihren Darm, wenn sich Ihre Eingeweide in einen heftigen Tornado verwandeln, zum Beispiel wenn Sie die Grippe haben, nach einer Nacht mit einem Gläschen Schnaps zu viel

Pflanzliche Helfer

Eine Möglichkeit, antioxidative Enzyme zu unterstützen und Entzündungsmarker zu reduzieren, ist ein molekularer Komplex namens Adipodren. Er besteht aus gefriergetrockneten Pflanzenextrakten, zum Beispiel aus Löwenzahn, Buchweizen, Mäusedorn, Goldrute und Tee. Diese Pflanzen enthalten kraftvolle Polyphenole und Flavonoide.

oder wenn Sie nicht durchgegartes Geflügel gegessen haben.

Aber Ihr Darm bestimmt Ihren Tag, wie es nur wenige andere Teile Ihres Körpers tun. Er beeinflusst Ihre Stimmung, Ihre Energie und Ihr gesamtes Wohlbefinden. Wenn er gestört ist, ist auch Ihr Leben gestört. Natürlich ist Ihr Verdauungssystem komplex und es gibt viele Dinge, die schiefgehen können. Wir zeigen Ihnen nun, wie Ihr Darm in Turbulenzen geraten kann und wie Ihre Lymphe helfen kann, ihn wieder zu beruhigen.

Anatomie des Darms

Vermutlich wissen Sie in groben Zügen, wie Ihre Verdauung funktioniert. Die Nahrung wandert durch Ihr Verdauungssystem und wird in ihre Bestandteile zerlegt, die durch den Körper transportiert oder als Abfall ausgeschieden werden. Vielleicht haben Sie auch eine Vorstellung von den Funktionen der verschiedenen Teile Ihres Magen-Darm-Trakts. In Ihrer Leber werden Giftstoffe eliminiert, Ihr Magen ist der Hauptumschlagplatz für Enzyme, die bei der Verdauung der Nahrung helfen. Wir werden jetzt nicht jeden Schritt des Verdauungsprozesses durchgehen, sondern einige der wichtigsten Komponenten und Funktionen erläutern, die mit Ihrem Befinden zusammenhängen.

Zu den wichtigsten Organen unseres Verdauungssystems gehören unter anderem:

Magen: Nachdem die Nahrung die Speiseröhre passiert hat, gelangt sie in den Magen, der sie aufnimmt und aufspaltet. Das geschieht mit Hilfe von Säuren und Enzymen, die die zerkauten Kartoffelstücke zerlegen, damit sie weitertransportiert werden können.

Dünndarm: Wenn die zerkleinerte Nahrung den Magen verlässt, wird der Verdauungsprozess im Dünndarm fortgesetzt. Es braucht etwas Zeit, bis die Nahrung weiterbewegt und in Nährstoffe aufgespalten wird, die in den Blutkreislauf aufgenommen werden. Andere Organe helfen bei der Produktion von Flüssigkeit und Enzymen, die beim Transport unterstützen.

Dickdarm: Der Dickdarm ist die Müllabfuhr Ihres Körpers. Er ist dafür verantwortlich, dass die nicht benötigten Teile der Nahrung Ihren Körper verlassen. Hier werden die flüssigen Abfälle in eine festere Form gebracht, damit sie den Rest des Magen-Darm-Trakts durchlaufen können.

Bauchspeicheldrüse: Sie produziert Enzyme, die Proteine, Fette und Kohlenhydrate abbauen, und außerdem Insulin, das Hormon, das Glukose transportiert.

Leber: Sie reinigt das Blut von Giftstoffen und produziert außerdem Galle, eine wichtige Flüssigkeit zur Unterstützung der Verdauung.

Gallenblase: Hier wird überschüssige Galle gespeichert. Außerdem sondert sie Galle als Reaktion auf den Eintritt von Nahrungsfetten und/oder Bitterstoffen in den Dünndarm ab.

Chemikalien helfen bei der Verdauung

Bei der Verdauung hilft uns ein »chemischer Eintopf«. Die Chemikalien dienen dazu, die Nahrung aufzuspalten, sie in Abfallstoffe zu verwandeln und die Nährstoffe aus dem Lachs so umzuwandeln, dass sie Organe, Zellen und Gewebe optimal versorgen. Sie brauchen nicht die Funktion jeder einzelnen Substanz zu verstehen. Die wichtigste möchten wir aber erwähnen: das Hormon Serotonin. Sie haben wahrscheinlich schon von Serotonin im Zusammenhang mit Ihrem Gehirn gehört – es wird oft als eines der Wohlfühlhormone bezeichnet. Serotonin, das über die Nervenzellen transportiert wird, kommt aber vor allem in Ihrem Darm vor. Vereinfacht ausgedrückt bedeutet das, dass eine enge Verbindung zwischen Ihrem Gehirn und Ihrem Darm besteht, da mithilfe von Serotonin Nachrichten zwischen dem Gehirn und dem Darm hin- und hertransportiert werden.

Das macht die Verflechtungen zwischen den beiden Körperteilen noch deutlicher. Appetit, Stimmung und Energie haben biologische Knotenpunkte sowohl im Gehirn als auch im Darm – mit erheblichen Auswirkungen darauf, wie Verdauungsstörungen Ihr tägliches Wohlbefinden und Ihre allgemeine Gesundheit beeinflussen können.

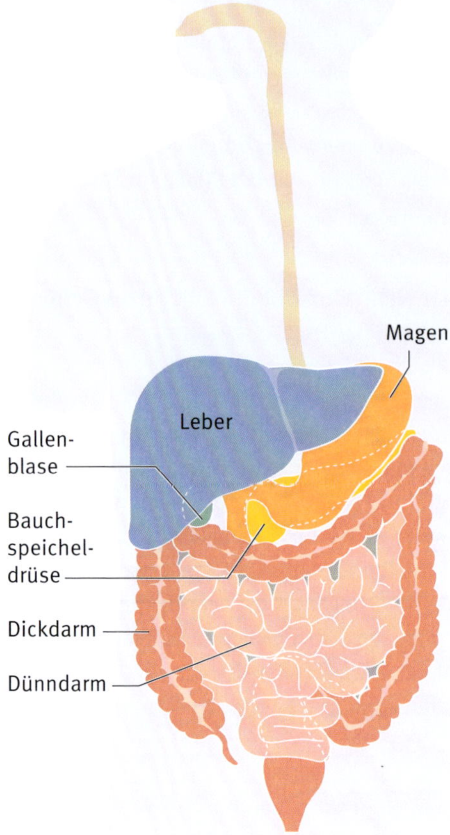

Im Magen-Darm-Trakt wird die Nahrung in ihre Bestandteile zerlegt.

Der Vagusnerv (Seite 102)

Hirnnerven verlassen den Schädel direkt, um den Körper zu versorgen, und verlaufen nicht durch den Wirbelkanal. Sie sind an Sinneswahrnehmungen wie Sehen, Riechen, Schmecken, Hören und Sprechen sowie an der Empfindung und Aktivierung der Muskulatur beteiligt. Der zehnte Hirnnerv wird Vagusnerv genannt, weil er durch den ganzen Körper »wandert« (lateinisch vagus:

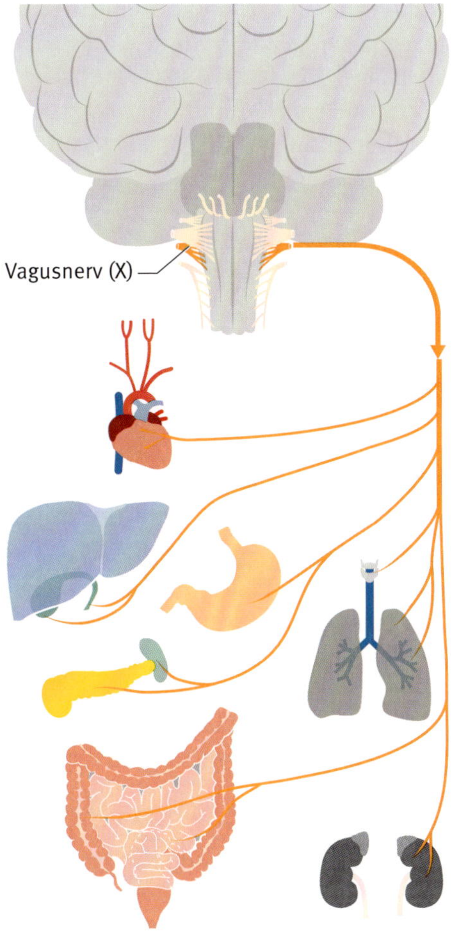

Der Vagusnerv leitet unter anderem Nachrichten vom Verdauungstrakt an das Gehirn weiter.

umherschweifend). Er ist der längste Nerv im Körper und erfüllt mehrere Funktionen.

Er ist nicht nur ein efferenter Nerv (er sendet Signale an Muskeln und Organe), sondern er ist auch afferent (er sammelt auch Informationen aus diesen Bereichen und sendet sie an das Gehirn). 80 Prozent der vom Vagusnerv weitergeleiteten Nachrichten kommen vom Körper zum Gehirn. Der Vagusnerv versorgt das Ohr, den Rachen, die Stimmbänder, die Lunge, das Herz, die Leber und die Bauchorgane wie den Magen, den Dünn- und den Dickdarm. Außerdem versorgt er das parasympathische System mit Nerven. Der Parasympathikus reguliert die Bewegung des Verdauungstrakts, die Verdauung und die Entspannung.

Serotonin wirkt ausgleichend auf den Sympathikus, das autonome System, das uns in Alarmbereitschaft versetzt, damit wir kämpfen oder fliehen können. Der sympathische Zweig des autonomen Nervensystems erhöht den Blutdruck, die Blutgerinnungsfähigkeit, das Adrenalin und die Aufmerksamkeit – der Parasympathikus versucht, all das auszugleichen. Manchmal kommt es dabei zu einer übermäßigen Expression des Parasympathikus und zu einer vasovagalen Reaktion (Puls- und Blutdruckabfall), die Ohnmacht oder Harninkontinenz verursachen kann.

Die Stimulation des Vagusnervs kann Depressionen sowie Anfälle bei Epilepsie lindern, einen Tinnitus unterdrücken und auch Tachyarrhythmien (Herzrhythmusstörungen mit zu schnellem Herzschlag) behandeln. Die Durchtrennung des Vagusnervs, ein chirurgischer Eingriff, der als Vagotomie bezeichnet wird, wurde früher (vor mehr als drei Jahrzehnten) bei Magengeschwüren durchgeführt. Es wurde beobachtet, dass dieser Eingriff zur Gewichtsabnahme beitrug (wahrscheinlich durch eine weniger effiziente Verdauung). Wurde bei Magengeschwüren eine Vagotomie durchgeführt, halbierte sich die Häufigkeit von Parkinson. Europäische Forscher vermuten, dass die Parkinson-Krankheit im Magen-Darm-Trakt beginnt und sich über den Vagusnerv ins Gehirn ausbreitet.

Wie die Lymphgefäße können auch die parasympathischen Nerven durch abwechselnd kaltes und warmes Duschen, entspannende Umgebung und das Ambiente beim Essen stimuliert werden. Neuere Forschungen haben gezeigt, dass der Vagusnerv entzündliche Zytokine wie IL-1, IL-6 und TNF unterdrücken kann. Ärzte und Forscherinnen sind bestrebt, die Rolle des Vagusnervs bei der Kontrolle von Entzündungen durch neurologische Eingriffe weiter zu erforschen. Bisher wurde das nicht für möglich gehalten.

Mikrobiom

Sicher haben Sie schon etwas vom Mikrobiom gehört. Dieses Ökosystem aus Billionen von Bakterien, die in Ihrem Darm leben, beeinflusst unter anderem die Verdauung und andere Bereiche Ihrer Gesundheit. Diese Ansammlung von Bakterien ist bei jedem Menschen einzigartig und kann – je nach persönlicher Funktionsweise – eine Rolle bei einer Reihe von Verdauungs- und Gesundheitsproblemen spielen (auch bei der Immunfunktion, bei Entzündungen und Fettleibigkeit). Gegenwärtig geht man davon aus, dass ein vielfältigeres Mikrobiom besser für die Gesundheit ist. Diese Vielfalt wird durch Lebensmittel und Umweltfaktoren wie die Atemluft beeinflusst. Antibiotika (verschriebene genauso wie als Rückstände im Schnitzel oder Braten) sowie Pflanzenschutzmittel (zum Beispiel Glyphosat) wirken sich stark auf die Vielfalt und Robustheit des Mikrobioms aus.

Was läuft falsch im Darm?

Der Darm ist die größte Schnittstelle des Körpers mit der Außenwelt – und das ist nicht übertrieben. Denken Sie immer daran! Ihr Darm ist das Hauptportal, durch das Ihre Gesundheit beeinflusst wird. Durch ihn nehmen Sie Stoffe von außen auf und in ihm werden diese Stoffe in nützliche und schädliche Elemente umgewandelt. Es gibt zwar noch andere Schnittstellen zwischen innen und außen (zum Beispiel die Haut und die Lunge), aber die Art und Weise, auf die Ihr Darm mit diesen äußeren Elementen arbeitet, kann sich auf alles auswirken, was Sie tun und fühlen.

Sie können sich das so vorstellen, wie wenn Sie im Freundeskreis einen schönen Abend verbringen wollen. Sie sitzen um den Tisch herum, lachen, stoßen auf den neuen Job, das Baby oder den Umzug an und haben

Studienergebnisse

Forschende fanden heraus, dass eine ballaststoffreiche Ernährung die Gesundheit des Gehirns verbessert. Ballaststoffe produzieren Butyrat, das das Mikrobiom im Darm stärkt, aber auch das Gehirn schützen und seine Plastizität verbessern kann. Andere Forschende stellten fest, dass Kaffee bei Parkinson helfen könnte. Betroffene weisen abnorme Dickdarm-Biopsien auf, was auf eine Verbindung zwischen Darm und Gehirn hindeutet. Ein Grund dafür könnte sein, dass Koffein die Produktion des Hormons Dopamin steigert, das bei Parkinsonpatienten reduziert ist.

eine tolle Zeit. Alles passt zusammen, alles funktioniert gut, alles läuft wie geschmiert. Aber was passiert, wenn sich die Dynamik am Tisch ändert? Was ist, wenn sich ein paar andere Freunde, eine fiese Chefin, der Freund einer Freundin, den niemand kennt, oder eine verirrte Kundin einen Platz am Tisch gesucht haben und die Nachos mit Ihnen teilen möchte? Die Dynamik ist gestört, nichts fühlt sich richtig an und der Abend ist missglückt.

Was hat das mit Ihrem Darm zu tun (abgesehen von dem Schaden, den die Nachos anrichten können)? Stellen Sie sich Ihr Verdauungssystem als diesen Tisch vor. Zu den Gästen an diesem Tisch gehören Ihr Immunsystem, Ihr Nervensystem (denken Sie an die Gehirnchemikalien) und Ihr endokrines System (Ihre Hormone). Sie alle versammeln sich im Verdauungssystem und interagieren. Die biologische Dynamik kann so reibungslos verlaufen wie bei einem Treffen enger Freunde, sie kann aber auch gestört und kontrovers sein. Das liegt an der Größe der Interaktion im Verdauungstrakt.

Das Verdauungssystem hat:

- mehr Nervengewebe als das Rückenmark
- mehr Immunzellen und lymphatisches Gewebe als der Rest des Körpers
- mehr endokrine Zellen als jedes andere Gewebe

Diese ständige Interaktion kann – wenn es keine gute Koordination gibt – zu einer verhängnisvollen Dysfunktion führen. Stellen Sie sich vor, sie haben drei verschiedene Systeme, die jeweils eine andere Funktion haben, und versuchen, mit den anderen Systemen auszukommen; dieses Zusammenspiel funktioniert nicht immer. Denken Sie nur an Öl und Wasser, Hund und Katze oder den Bundestag.

In Ihrem Darm äußern sich diese Konflikte, indem Ihre Eingeweide rebellieren und es zum Beispiel zu chronisch-entzündlichen Darmerkrankungen (CED) kommt. Das ist ein Oberbegriff für eine Vielzahl von Störungen, die den Verdauungstrakt beeinträchtigen, indem sie das Immunsystem verändern, Entzündungen verursachen und das Gewebe zerstören. Die beiden im Folgenden genannten Formen von CED sind besonders häufig.

Morbus Crohn

Diese Erkrankung tritt am häufigsten im unteren Teil des Dünndarms auf, sie kann aber auch in anderen Teilen des Magen-Darm-Trakts vorkommen. Sie haben Bauchschmerzen und können auch unter Durchfall (manchmal mit Schleim oder Blut), Gewichtsverlust und Müdigkeit leiden. Die Entzündung, die hierbei auftritt (dazu gleich mehr), kann auch das Gewebe der Blase, der Vagina oder anderer umliegender Gewebe abtragen. Außerdem kann es dazu führen, dass Sie einige Vitamine nicht aufnehmen können, insbesondere das Energie liefernde Vitamin B_{12}. Ein Mangel daran kann zu Anämie und Hirnfunktionsstörungen führen.

Colitis ulcerosa

Diese Krankheit tritt im Dickdarm (nicht im Dünndarm) auf, hat aber ähnliche Symptome wie Morbus Crohn, zum Beispiel Bauchschmerzen, Durchfall, Müdigkeit und das ständige Gefühl, den Darm entleeren zu müssen. Sie wird durch eine Darmspiegelung und eine Biopsie diagnostiziert. Es gibt eine Reihe von Behandlungsmöglichkeiten und Medikamenten zur Kontrolle der Symptome und der Entzündungen. Auch die Einnahme von Mikro- und Makronährstoffen hilft, das Problem zu beheben.

In beiden Fällen spielt die Ernährung eine wichtige Rolle bei der Vermeidung von Symptomen. Häufig wird eine Eliminationsdiät durchgeführt, bei der Sie viele Lebensmittel weglassen und sie dann nach und nach wieder in Ihren Speiseplan aufnehmen, um herauszufinden, welche davon Symptome auslösen. Die Forschung zeigt, dass dieser Ansatz Rückfällen besser vorbeugen kann als einige medikamentöse Therapien. Dafür gibt es verschiedene Gründen und Ursachen, erwähnenswert ist der »löchrige Darm« (Leaky Gut).

Löchriger Darm (Leaky Gut)

Dabei handelt es sich um einen biologischen Prozess, der u. a. durch Toxine, Autoimmun- und Zöliakieerkrankungen und Infektionen ausgelöst werden kann.

Was passiert bei einem löchrigen Darm?

- Ein im Verdauungssystem freigesetztes Protein namens Zonulin lockert die enge Verbindung von Muskelzellen im Darm.
- Diese Lockerung können Sie sich wie eine sich öffnende Mautstelle vorstellen, durch die schädliche Substanzen eindringen können und Flüssigkeit austreten kann. Dinge, die zurück in den Darm gelangen, verursachen Magen-Darm-Beschwerden.
- Das Immunsystem ist alarmiert, ruft die Truppen zusammen und startet eine entzündliche Abwehr, um die Eindringlinge loszuwerden. (Erinnern Sie sich? Diese Signale werden über die Lymphbahnen gesendet.)
- Nachdem die Immunreaktion den Eindringling vernichtet hat, geht der Körper in eine Reparationsphase über.

Wenn alles richtig funktioniert, beruhigt die Entzündungsreaktion den Körper und alles läuft wieder optimal. Dieser Ablauf funktioniert aber nur bei akuten Entzündungen.

Bei einer chronischen Entzündung endet der Kampf gegen den Eindringling nie. Deshalb findet auch kein Reparaturprozess statt, sodass der Körper nicht heilen kann.

Chronische Entzündungen werden mit den Symptomen in Verbindung gebracht, die mit den verschiedenen Formen von chronisch-entzündlichen Darmerkrankungen einhergehen. Forschungsergebnisse haben gezeigt, dass dieses Protein, Zonulin genannt, möglicherweise die Blut-Hirn-Schranke öffnen und Entzündungen im Gehirn verursachen kann, die mit Multipler Sklerose in Verbindung gebracht werden.

Lymphpumpe hilft

Osteopathie kann auch das Lymphgewebe im Darm unterstützen und die Lymphzirkulation anregen. Forschungen zeigen, dass diese Lymphpumpe genannte Technik zur Verbesserung der Immunfunktion beitragen kann.

Wie verbessert der Lymphfluss die Darmgesundheit?

Wie Sie inzwischen wissen, gibt es einen Zusammenhang zwischen der Lymphe und Entzündungen: Die Lymphgefäße sind die Kanäle, durch die die zellulären und molekularen Nachrichten fließen. Das Verdauungssystem ist aufgrund seiner einzigartigen Beziehung zur Lymphe besonders interessant.

Die Lymphgefäße erfüllen hier nicht nur die üblichen Funktionen der Unterstützung des Immunsystems, des Flüssigkeitshaushalts und der Abfallbeseitigung, sondern sind auch für den Transport großer Eiweiß- und Fettmoleküle aus dem Magen-Darm-Trakt in den Rest des Körpers unerlässlich. Wenn das Lymphsystem porös wird und lebenswichtige Substanzen in andere Gewebe austreten, verlieren Sie die Nährkraft dieser Substanzen, darunter Vitamine und Proteine. Sie sind auch an der Erkennung und Beseitigung von Fremdstoffen beteiligt, die über den Darm in unseren Körper gelangen.

Bei chronisch-entzündlichen Darmerkrankungen sind die Lymphgefäße die ersten Zellen, die mit Antigenen, Mikroben, Toxinen und anderen unerwünschten Molekülen konfrontiert werden. Dann sendet das Lymphendothel Nachrichten an andere Teile des Körpers und reguliert selbst die Geschwindigkeit der Lymphflüssigkeit sowie die Art und Weise, auf die sich die Gefäße zusammenziehen und verengen. Das ist wichtig, weil dieser Fluss bestimmt, wie die Lymphknoten unerwünschte Antigene erkennen und damit loswerden können.

Je eher diese Antigene durch die Lymphgefäße zu den Immunzellen transportiert werden, damit sie eine deutliche Reaktion hervorrufen, desto eher kann die Entzündung beseitigt werden. Wenn die Entzündung beseitigt wird, werden auch die Symptome der CED, die durch die Entzündung ausgelöst werden, unterdrückt. Darüber hinaus bietet ein guter Lymphfluss einen doppelten Nutzen: Je schneller die Entzündung abgeklungen ist, desto schneller kann das Gewebe repariert und gesundes Gewebe wiederhergestellt werden. Aus diesem Grund ist die Beziehung zwischen Lymph- und Immunsystem so wichtig; beide müssen effizient und gut zusammenarbeiten.

Forschungsergebnisse

Dr. Gwen Randolph von der Washington University, eine führende Forscherin auf dem Gebiet des Morbus Crohn, hat gezeigt, dass der Fluss in den Lymphgefäßen, die zu den Lymphknoten führen, zu Beginn eines Morbus-Crohn-Schubs erheblich reduziert und blockiert ist. Das führt zu einer deutlichen Verzögerung der Heilung.

Darüber hinaus zeigt eine Studie der Universität Nanjing, dass im Frühstadium von Problemen mit den Blutgefäßen des Darms eine lymphatische Dysfunktion und ein Anstieg der Endotoxine zu beobachten sind. Auch eine Gruppe von Forschern der Texas A&M zeigte, dass Veränderungen der Umweltfaktoren, die sich auf die Lymphfunktion auswirken, ein früher Faktor für die Entstehung von Verletzungen sein können.

Mehrere Experimente im Labor haben jedoch gezeigt, dass natürliche Inhaltsstoffe wie Rhabarber und Pfingstrose die Symptome einer von außen angeregten Kolitis bei Mäusen bessern können. In einer Studie aus dem Jahr 2018 wurde gezeigt, dass die Kolitis durch eine Veränderung der Mikrobiota durch Extrakte aus Rhabarber und Pfingstrose gebessert wurde.

Mehrere Studien an Menschen haben gezeigt, dass Maßnahmen zur Verbesserung des Lebensstils toxische Wirkungen deutlich verringern können. So führten Forscher in Dänemark ein interessantes Experiment an zehn gesunden Menschen durch. Sie injizierten den Probanden niedrig dosiertes E.-coli-Toxin (ohne die Bakterien) und maßen die Entzündungsreaktion nach drei Stunden Bettruhe. Nach einigen Wochen wiederholten sie die Studie mit denselben Probanden und forderten sie auf, sich drei Stunden lang auf einem Fahrrad so stark zu verausgaben, wie sie konnten. Interessanterweise war der Entzündungsmarker bei den Probanden, die sich ausruhten, um das Vierfache erhöht, während er bei denjenigen, die Sport trieben, kaum anstieg. Dies deutet darauf hin, dass Bewegung den Lymphfluss erhöht, was den Abtransport von Giftstoffen fördert.

Fünf für den Flow

Folgende Nahrungsergänzungsmittel unterstützen die Darmgesundheit:

- Probiotika
- Präbiotika
- Magensaft-resistentes Fischöl
- Magensaft-resistentes Pfefferminzöl
- Glutamin

Weitere Informationen finden Sie im Kapitel »Vorschläge zur Supplementierung« (Seite 128).

Gewichtsmanagement

Die Verbesserung des Lymphflusses kann helfen, das Gewicht zu kontrollieren und Fettleibigkeit zu bekämpfen.

Trotz Diätprodukten, Versprechen von schnellem Gewichtsverlust, Büchern über verschiedene Diäten und Programmen zum Abnehmen haben wir immer noch ein großes Problem mit der allgemeinen Gewichtszunahme. Und das werden wir auch so schnell nicht los.

Die Gewichtszunahme, die sich in der erschreckenden Statistik der übergewichtigen oder fettleibigen Menschen widerspiegelt, ist zu unserem größten Gesundheitsproblem geworden. Das liegt daran, dass Fettleibigkeit alles beeinflusst. Sie spielt eine Rolle für die Gesundheit des Herzens, des Gehirns, des Darms und auch für unsere allgemeine Gesundheit.

Glücklicherweise kann die Verbesserung der Lymphgesundheit helfen. Wir könnten uns jetzt mit den verschiedenen Ursachen unseres kollektiven Gewichtsproblems befassen, aber das ist ein sehr komplexes und systematisches Problem, das zu gleichen Teilen Biologie und Psychologie, soziale und wirtschaftliche Faktoren und vieles mehr umfasst. Stattdessen werden wir versuchen, die Rolle der Lymphe bei der Gewichtszunahme und -abnahme etwas näher zu beleuchten. Denn Ihr Gesundheitsfluss kann Ihnen helfen, Fett abzubauen, was auch viele Vorteile für den Rest der Systeme in Ihrem Körper hat.

Wie speichert der Körper Fett?

Die einfache Formel für die Gewichtszunahme haben Sie sicher schon oft gehört: Zu viel Essen + zu wenig Bewegung = Sie brauchen eine größere Konfektionsgröße.

Auch wenn diese Aussage vielleicht etwas zu einfach ist, so hat sie doch etwas Wahres an sich. Wir nehmen zu, wenn wir die Energie, die wir unserem Körper mit der Nahrung zuführen, nicht verbrauchen.

Der biologische Prozess des Stoffwechsels und der Gewichtszunahme ist jedoch viel komplizierter und offenbart eine ganze Reihe von Erkenntnissen darüber, wie unser Körper funktionieren sollte, was passiert, wenn etwas schiefläuft, und warum Fettleibigkeit so eine große Gefahr für unsere Gesundheit ist.

Unser Körper als Ganzes lässt sich mit einer perfekt arbeitenden Fabrik vergleichen. In Wirklichkeit besteht er aber aus vielen Mini-Fabriken: den Organen, dem Herz-Kreislauf-System, den Hormonen, dem Gehirn und vielem mehr. Damit wir leben können, müssen all diese Mini-Fabriken das leisten, was sie leisten sollen: Unser Herz muss schlagen, die Eingeweide arbeiten, Ihr Gehirn diese Worte verarbeiten. Für all das brauchen wir Energie, die Fabriken brauchen Treibstoff – und den nehmen wir mit der Nahrung auf.

Unsere Nahrung in Form von Kalorien liefert Energie und treibt all diese Mini-Fabriken an. Sie besteht aus den drei Makronährstoffen Eiweiß, Kohlenhydraten und Fett, die durch den Verdauungsprozess aufgespalten werden. Wenn diese Energie zugeführt wird, schüttet unser Körper das Hormon Insulin aus, damit die Energie (in Form von Glukose) in die Zellen des Körpers gelangen kann. Wenn alle Systeme gut funktionieren, wird die Energie gleichmäßig verteilt, unser Körper hat genug von dem, was er braucht, und funktioniert reibungslos und effizient.

Aber genau hier kann es schieflaufen: Wenn Sie zu viel Energie zuführen (zum Beispiel einen riesigen Eisbecher), kann Ihr Körper mit dem Überschuss nicht Schritt halten. Er versucht, die ganze Energie abzugeben – und irgendwann werden Sie insulinresistent. Ohne das Insulin, das die Glukose transportiert, steigt der Blutzuckerspiegel im Blut an, was die Gesundheit Ihrer Arterien gefährdet. Insulin gehört zu den Faktoren, die die Arterien angreifen und schädigen können, indem sie einen Dominoeffekt der Plaquebildung auslösen. Darüber hinaus wird die überschüssige Energie, die der Körper nicht nutzen oder anderweitig verbrauchen kann (zum Beispiel durch Sport), als Fett gespeichert.

Evolutionär bedingt will der Körper Fett speichern, um in Hungerzeiten eine Energiequelle zu haben. Fett kann den Körper nämlich mit Energie versorgen, wenn keine Nahrung zugeführt wird. Da es in unserer Gesellschaft aber in der Regel keine solchen Hungerzeiten mehr gibt, wird unser Fett nie verbrannt und sammelt sich stattdessen einfach an.

Übergewicht ist aber mit einem erhöhten Risiko für nahezu jedes Gesundheitsproblem verbunden: Herzinfarkt, Krebs, Müdigkeit, Depressionen, Schlafprobleme, Entzündungen und vieles mehr. Einer der Gründe dafür ist, dass Fett, insbesondere Bauchfett, giftig für die Organe ist, die sich in seiner Nähe befinden. Es setzt schädliche und entzündungsfördernde Stoffe frei, die im ganzen Körper Chaos anrichten.

Welche Rolle spielt die Lymphe bei Fettleibigkeit?

Ein guter Lymphfluss transportiert Giftstoffe ab, um sie zu beseitigen. Wäre es nicht schön, wenn dieser Fluss der Gesundheit wie Stromschnellen der höchsten Schwierigkeitsstufe funktionieren und einen Triple-Cheeseburger abtransportieren könnte, bevor der sich als Fett in unserem Bauch ablagert? Ganz so einfach ist es leider nicht.

In einem Artikel aus dem Jahr 2008 in den »Annals of the New York Academy of Sciences« berichtete Dr. N. L. Harvey aus Australien, dass es zwar bereits Beobachtungen über einen Zusammenhang zwischen Fett und Lymphe gab, dieser aber erst kürzlich anerkannt wurde. Die Lymphgefäße, die an der Fettaufnahme in unseren Körper beteiligt sind, teilen sich einen engen Raum mit dem Fettgewebe (Fett). Aus diesem Grund regeln sie den Verkehr bestimmter Immunzellen, die zur Bekämpfung von Infektionen auf Fett angewiesen sind. Dr. Harvey verwies auch auf neuere Erkenntnisse, die einen Zusammenhang zwischen der Fehlfunktion der Lymphgefäße und der Entstehung von Fettleibigkeit herstellen. Darüber hinaus zeigen Forschungsergebnisse der Universität Calgary, dass es einen Zusammenhang zwischen Fett und Lymphgefäßen bei der Entstehung von chronisch-entzündlichen Darmerkrankungen geben könnte.

Alle aus dem Verdauungssystem aufgenommenen und die im Körper selbst gebildeten Fette werden durch die Lymphbahnen geleitet, um von der Leber verarbeitet oder als Botenstoffe an verschiedene Organe weitergeleitet zu werden.

Vor drei Jahrzehnten betrachteten wir das Fettgewebe in erster Linie als Energiespeicher und als Polster, das die Organe und anderes Gewebe vor Verletzungen schützt. Seitdem hat sich eine ganz neue Welt aufgetan. Wir haben herausgefunden, dass das Fettgewebe nicht nur über eine arterielle und venöse Versorgung verfügt, sondern auch über Lymphgefäße und Nerven. Über diese Verbindungen kann die Fettzelle Nachrichten, Hormone und Nervensignale empfangen und senden, die alle Organe, einschließlich des Gehirns, betreffen.

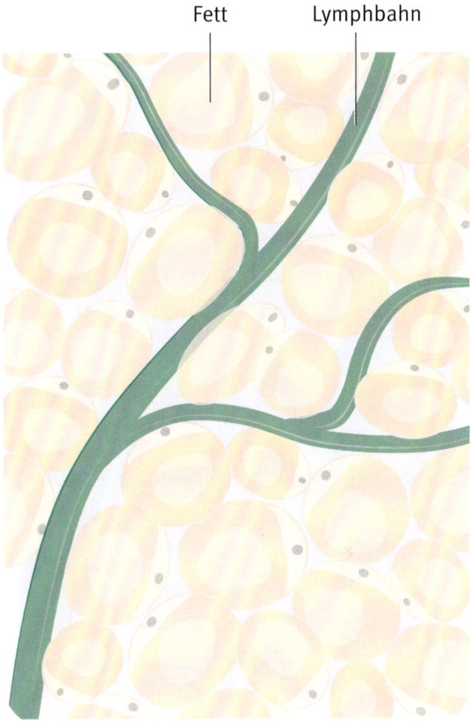

Fettgewebe und Lymphgefäße liegen sehr nah beieinander. Dadurch lässt sich ein Zusammenhang zwischen einer Fehlfunktion der Lymphgefäße und Fettleibigkeit herstellen.

So bilden Fettzellen beispielsweise Adipokine oder Adipozytokine (Griechisch adipo: Fett, kytos: Zelle, kinesis: Bewegung). Dabei handelt es sich um Zytokine (Zellsignalproteine), die vom Fettgewebe abgesondert werden. Ein Beispiel: Ein gesundheitsförderndes Hormon namens Adiponektin ist ein großes Molekül, das hauptsächlich über das Lymphsystem in den Rest des Körpers transportiert werden muss. Wenn die Lymphe träge ist oder ihre Kanäle durch überschüssiges Fettgewebe zusammengedrückt werden, kann das Hormon nicht mehr so gut zirkulieren.

Wenn jemand fettleibig ist und Symptome des metabolischen Syndroms entwickelt (zum Beispiel erhöhter Blutdruck und hoher Blutzucker), können Fette und Triglyceride aus dem lymphatischen Gewebe in das Fettgewebe um sie herum austreten. Mit der Zeit verlangsamt sich dadurch der Lymphfluss vom Darm zur Leber, was zu ernsthaften Problemen beim Transport lebenswichtiger Proteine, Hormone, Immunzellen und anderer Moleküle führt.

Das wiederum führt zu einem Teufelskreis, in dem Fett den Lymphfluss behindert und ein mangelnder Lymphfluss zu mehr Fett und den damit verbundenen Gesundheitsproblemen beitragen kann.

Wie lässt sich eine Gewichtszunahme bekämpfen?

Die meisten der Tipps und Strategien, die wir für die Gesundheit der Lymphe empfehlen, wirken sich auch positiv auf Ihr Gewicht aus. Obwohl Bewegung auch eine Rolle bei der Energieverbrennung spielt, ist die Ernährung der entscheidende Faktor für die Kontrolle Ihres Gewichts. Lesen Sie daher bitte unser Kapitel »Kraftstoff für den Lymphfluss« (Seite 72). Bis dahin empfehlen wir Ihnen für den Anfang diese beiden Ansätze:

Vollwertkost statt verarbeiteter Lebensmittel

Das Wichtigste, was Sie tun können, um Ihr Gewicht zu kontrollieren, ist, sich auf Vollwertkost zu konzentrieren. Vollwertkost sind Lebensmittel, die so aussehen, wie sie gewachsen sind, also zum Beispiel Fisch, Bohnen und Gemüse.

Damit sind aber keine Lebensmittel gemeint, die als Verfallsdatum das Jahr 2043 haben. Dafür gibt es zwei Hauptgründe: Vollwertige Lebensmittel sind voll von Mikronährstoffen, die die wichtigsten Systeme verbessern, Entzündungen hemmen, Krankheiten bekämpfen und vieles mehr. Wenn sie im richtigen Verhältnis und in überschaubaren Mengen verzehrt werden, hilft Vollwertkost, Sie und alle Ihre Körpersysteme mit Energie zu versorgen.

Wenn Sie dagegen verarbeitete Lebensmittel essen, verzichten Sie nicht nur auf Vitamine, Mineralstoffe und andere wertvolle Stoffe, sondern Sie überschwemmen Ihren Körper mit toxischen Inhaltsstoffen, die dazu führen, dass sich Ihre Systeme wie schizophrene Eidechsen verhalten – völlig durcheinander.

Unsere vollständigen Empfehlungen zum Thema Ernährung finden Sie im Kapitel »Die beste Ernährung für den Lymphfluss« (Seite 76). Dieses Mantra sollten Sie allerdings unbedingt beherzigen: vollwertige Lebensmittel, keine verarbeiteten.

Fasten Sie

Intervallfasten bedeutet, 16 Stunden lang nur Wasser zu sich zu nehmen und 8 Stunden lang normal zu essen (Es gibt auch andere Zeitpläne, zum Beispiel 18 und 6, 20 und 4, 22 und 2 usw.). Sie könnten zum Beispiel nach 20 Uhr nichts mehr essen, am nächsten Tag das Frühstück auslassen und dann ein normales Mittag- und Abendessen zu sich nehmen.

Untersuchungen an Tieren und Menschen haben gezeigt, dass eine solche Praxis Vorteile hat. Sie ist so, als hörten Sie auf, Gäste an Ihrer Haustür zu begrüßen, damit Ihr

Körper Zeit und Energie hat, seine Schränke zu reinigen. Wenn wir essen, steigen Blut- und Lymphfluss in unserem Darm stark an, in anderen Organen, zum Beispiel dem Herzen, dagegen weniger. Fasten kehrt das um: Ihre weißen Blutkörperchen sind besser in der Lage, Verletzungen zu verhindern und Reparaturen auszuführen.

Versuchen Sie, ein- bis zweimal pro Woche zu fasten, um Ihre Risikofaktoren für Herzkrankheiten und Ihre Insulinreaktion zu verbessern, Ihr Gewicht und Ihr Bauchfett zu reduzieren sowie Ihr LDL-Cholesterin und Ihren Blutdruck zu senken. Außerdem schmeckt das Essen danach umso besser. Sie wissen ja, die Liebe wächst mit der Entfernung – selbst bei den gesündesten Lebensmitteln.

Ein weiterer Vorteil des Fastens besteht darin, dass es die Produktion von Hormonen, die für das Sättigungsgefühl verantwortlich sind, steigt, sodass der Appetit nach jeder Art von Fasten eine Zeit lang reduziert wird, was im Laufe der Zeit zu einer geringeren Gesamtkalorienaufnahme führt. Viele Menschen interpretieren diesen Effekt nach dem Fasten als »geschrumpften Magen«, weil sie sich satt fühlen, obwohl sie viel weniger gegessen haben als sonst.

Manche Menschen fasten alle ein oder zwei Wochen den ganzen Tag, andere fasten in einem Stundenblock über 24 Stunden. Ein 12-stündiges Fasten zwischen Abendessen und Frühstück kann effektiv sein. Ein 8-stündiges Fasten ist weniger wirksam, kann aber empfohlen werden.

Bitte beachten Sie die Ernährungsempfehlungen im Kapitel »Kraftstoff für den Lymphfluss« (Seite 72), in dem der ganzheitliche Ansatz für Gesundheit, Gewicht und Lymphfluss behandelt wird.

Gehirn und Geist

Lymphgefäße können eine Rolle bei der Erhaltung Ihres Gedächtnisses spielen.

Wenn wir an universelle Ängste denken, kommen uns wahrscheinlich einige Dinge in den Sinn, zum Beispiel Schlangen, Reden in der Öffentlichkeit, versehentlich auf »allen antworten« klicken. In Bezug auf unsere Gesundheit sind wir unterschiedlich empfänglich für Ängste, die unser Schicksal betreffen. Die einen leben ihr Leben, ohne sich um die Zukunft zu kümmern (»Nutze den Tag!«), während die anderen sich fragen, ob jedes Blatt Salat E.-coli-Bakterien enthalten könnte.

Es lässt sich nicht verallgemeinern, vor welchen medizinischen Problemen Menschen die meiste Angst haben. Viele Umfragen zeigen aber, dass der kognitive Verfall – Alzheimer und andere Formen von Demenz – auf der Liste der am meisten gefürchteten ganz oder fast ganz oben stehen.

Wir sehen die Auswirkungen dieser Gruppe von Krankheiten und was vielleicht noch wichtiger ist, wir spüren ihre Auswirkungen. Wenn wir einen geliebten Menschen beobachten, der sein Gedächtnis ganz oder weitgehend verloren hat, tut das weh. Aus irgendeinem Grund können wir andere gesundheitliche Schicksale, sogar Krebs und Herzkrankheiten, mental bewältigen. Aber im Alter nicht mehr über die vollen geistigen Fähigkeiten zu verfügen? Das erschreckt und ängstigt uns.

Und das nicht nur, weil die Statistiken erschreckend sind: Die Zahl der Alzheimer-Todesfälle ist in den ersten 15 Jahren dieses Jahrhunderts um 90 Prozent gestiegen. Experten sagen voraus, dass sich die Zahl der Amerikaner, die an der Krankheit leiden, bis 2050 verdreifachen wird, ausgehend von den mehr als fünf Millionen, die heute bereits daran leiden.

Alzheimer und die damit verbundenen Leiden sind kompliziert. Das liegt daran, dass wir bei der Erforschung der Alzheimer-Krankheit noch ganz am Anfang stehen. Ein weiterer Grund ist unser Gehirn, das zwar in der Lage ist, Maschinen zum Mars zu schicken, aber ein ganz eigenes Universum darstellt. Wir müssen noch mehr darüber lernen, wie unser Gehirn funktioniert und welche Fehlfunktionen es hat. Allerdings wissen wir schon einiges darüber, wie kognitive Störungen entstehen können (auf sehr komplexe Weise, was die Behandlung erschwert), und dass die Lymphe eine wichtige Rolle dabei spielen kann, das Gehirn zu stärken, es gesund zu halten und die Krankheiten abzuwehren, die uns am meisten Angst machen.

Bevor wir uns ansehen, wie die Lymphe uns hilft, wollen wir – im übertragenen Sinne – ein Guckloch in unseren Schädel bohren und einen Blick auf das werfen, was darin vor sich geht. Denn wenn Sie verstehen, wie die neurologische Galaxie funktioniert, werden Sie auch besser verstehen, wie Sie sie bewahren können.

Die Anatomie des Gehirns

Von allen Körperteilen, die wir für selbstverständlich halten, ist das Gehirn wohl dasjenige, über das wir nicht viel nachdenken. Schließlich ist das Gehirn für alles verantwortlich, was unser Körper ausführt: Denken, Lösen, Entscheiden, Lieben, Weinen, Bewegen, Tanzen, Heben, Sprechen, Schreien, Lesen, sich erinnern, Träumen, einen Witz verstehen usw.

Das Gehirn, der Dirigent unseres Körpers, sendet Signale aus, damit alles zu bestimmten Zeiten, auf bestimmte Art und Weise und unter bestimmten Umständen funktioniert. Manchmal lässt der Dirigent den ganzen Körper im Gleichklang spielen, und manchmal können der Dirigent und der Rest des Orchesters aus dem Rhythmus geraten. In jedem Fall ist das Gehirn der Ort, an dem das gesamte anatomische Wunder stattfindet: durch die Steuerung von Bewegungen, Organen, Hormonen, Chemikalien oder anderen Dingen, die in einem bestimmten Moment in unserem Körper passieren.

Der Versuch, die gesamte Anatomie des Gehirns aufzuschlüsseln, wäre eine Aufgabe, die das Großhirn spaltet. Deshalb werden wir uns nicht mit Hirnlappen, Hemisphären und den verschiedenen Teilen des Gehirns befassen. Aber es ist wichtig zu wissen, dass das Gehirn in drei Teile unterteilt ist:

Hirnstamm: Er wird auch Eidechsengehirn genannt und ist der Teil des Gehirns, der unsere automatischen Bewegungen und Funktionen steuert, zum Beispiel Atmung, Herzschlag, Schlucken usw.

Mittelhirn: Dieser Teil des Gehirns verbindet den Hirnstamm mit dem Vorderhirn. Für uns ist es wichtig, weil es eine Rolle bei der Hormonproduktion, den Nervenzellen und der Art und Weise spielt, auf die das Gehirn mit dem Darm kommuniziert. Mehr dazu in Kapitel »Der Vagusnerv« (Seite 46).

Vorderhirn: Dies ist der größte Teil des Gehirns und umfasst die Teile, die für so ziemlich alles verantwortlich sind, was man sich vorstellen kann: Gedächtnis, Motorik, sensorische Informationen, Stoffwechsel, Hormone, Schlaf und mehr.

Wir werden jetzt einen genaueren Blick auf die wichtigsten Teile des Gehirns werfen, die für das Gedächtnis und den kognitiven Abbau eine Rolle spielen.

Vernetzung der Neuronen

Neuronen sind die Zellen des Nervensystems, die Informationen zwischen den einzelnen Zellen übertragen. Neuronen haben einen Zellkörper und periphere Teile (Axon und Dendriten genannt) und »sprechen« miteinander. Auf diese Weise werden Erinnerungen gebildet. Eine Nachricht wird von einem Neuron zum anderen gesendet, die Kontaktstelle zwischen den Dendriten wird Synapse genannt. Durch dieses »ständige Geplapper« wird das Gedächtnis aufgebaut. In unserem Gehirn gibt es Milliarden von Neuronen mit Billionen von Synapsen zwischen den Nervenzellen, die sich je nach Bedarf ständig neu bilden.

Kennen Sie die Redewendung »use it or lose it«? Das passiert mit Neuronen. Nehmen wir an, Sie lernen eine Fremdsprache: Dabei bauen Sie Verbindungen zwischen Neuronen auf, um Vokabeln, Satzbau, Akzente und Ähnliches zu behalten. Wenn Sie die Sprache anwenden, werden Sie diese Verbindungen weiter verstärken und es nicht verlernen, einen bestimmten Käse zu bestellen. Wenn Sie die Sprache jedoch nicht ständig verwenden, werden sich diese Neuronen wie zerstrittene Nachbarn verhalten und aufhören zu kommunizieren. Schließlich wird diese Verbindung einfach unterbrochen und Sie vergessen, was Sie gelernt haben.

Die Kommunikation der Neuronen erfolgt in Form von elektrischen Impulsen. Sie laufen über das mit einer Myelinscheide umhüllte Axon und sorgen für eine reibungslose Übertragung des Signals. Die Myelinscheide besteht aus so genannten Gliazellen. Diese Zellen sind von entscheidender Bedeutung, weil sie eine Reihe von Funktionen erfüllen, darunter die Beseitigung von Ablagerungen und die Versorgung der Neuronen mit Nährstoffen.

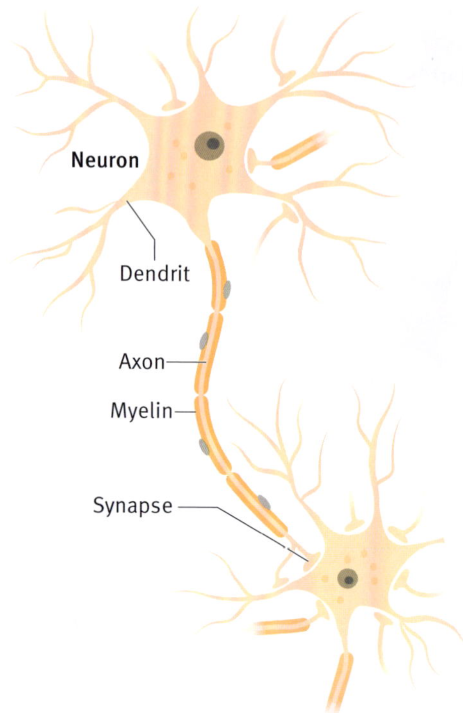

Neuronen übertragen Informationen zwischen den einzelnen Zellen.

Es ist wichtig zu wissen, dass dieser Prozess des Aufbaus von Neuronen und neuronalen Verbindungen ein natürlicher und plastischer Prozess ist. Das bedeutet, dass sich das Ökosystem des Gehirns in einem ständigen Zustand der Entwicklung und Zerstörung befindet. (Kennen Sie sich mit der Funktionsweise von Knochen aus? Da ist der Prozess ähnlich: Knochen bauen sich ständig um, indem sie alte Zellen zerstören und neue bilden). Es ist also nicht unbedingt schlecht, wenn wir neuronale Verbindungen verlieren. Sie erinnern sich doch auch nicht mehr an Ihren Stundenplan aus der ersten

Klasse, oder? Ihr Gehirn arbeitet effizient, indem es die Verbindungen, die Sie nicht mehr brauchen, absterben lässt.

Diese Verbindung zwischen den Neuronen und die Rolle der Gliazellen ist sehr wichtig, nicht nur im Hinblick darauf, wie wir Erinnerungen bilden, sondern auch wegen der Rolle, die sie bei Alzheimer und dem kognitiven Abbau spielen.

Die Blut-Hirn-Schranke

Unser Gehirn ist das Kronjuwel unseres Körpers. Und wie jeder wertvolle Besitz muss es vor Räubern geschützt werden, die es gern in die Finger bekommen würden. Für das Gehirn gibt es mehrere Formen des Schutzes. Der Schädel ist die Rüstung des Gehirns. Er umschließt es und bietet einen gewissen Schutz vor äußeren Bedrohungen.

Aber was ist mit den inneren Bedrohungen, die sich in Ihr Gehirn einschleichen und es zu zerstören versuchen? Da gibt es zum Beispiel Bakterien, Viren, Toxine, Krebszellen und viele andere Feinde, die Ihr Kronjuwel angreifen könnten.

Schutz vor den inneren Bedrohungen bietet die Blut-Hirn-Schranke. Sie besteht aus einer halbdurchlässigen Membran, die aus einem Netz von Blutgefäßen und dicht gepackten Endothelzellen besteht, die als Brücke zwischen der Außenseite des Gehirns und dem Inneren fungieren. Sie funktioniert aber nicht wie eine offene und eine geschlossene Tür, die Zugang zum Gehirn ermöglicht oder auch nicht. Sie können sich die Blut-Hirn-Schranke wie eine feste und doch weiche Substanz vorstellen, die einen gewissen Schutz bietet, aber auch einiges durchlässt – wie eine Veranda mit Fliegengitter, die Ungeziefer abhält und die frische Brise durchwehen lässt.

Warum ist die Blut-Hirn-Schranke durchlässig?

Unser Gehirn benötigt Nährstoffe und Nachrichten vom Rest des Körpers. Nachdem die Nährstoffe vom Verdauungssystem aufgespalten wurden, müssen sie über die Blutgefäße ins Gehirn gelangen, um es zu versorgen und ihm Energie und Kraft für den gesamten anatomischen Betrieb zu geben. Gleichzeitig versucht die Blut-Hirn-Schranke, Giftstoffe und andere schädliche Substanzen fernzuhalten.

Aus evolutionärer Sicht ist die Blut-Hirn-Schranke perfekt: Sie lässt das Gute hinein und hält das Schlechte ab. Aber sie funktioniert nicht immer optimal, weil schlechte Dinge, zum Beispiel Alkohol und Drogen, eindringen können. Und manchmal können gute Dinge wie hilfreiche Medikamen-

Studienergebnisse

Forscher an der Universität von Texas fanden in Studien an Mäusen heraus, dass Melatonin beim Abbau von Amyloid-Plaques hilft, einem Marker für Alzheimer. Amyloid wird über das Lymphsystem abgebaut, Melatonin scheint die Produktion von toxischem Amyloid zu verringern.

te nicht ins Gehirn gelangen. Das ist eine Herausforderung für Forscher und Wissenschaftler: Wie kann man die Barriere durchdringen, wenn das für den Menschen hilfreich ist, ohne ihre Integrität zu gefährden, damit sie weiterhin schlechte Dinge draußen hält?

Wie geht der kognitive Verfall vor sich?

Manche medizinischen Probleme haben eine klare Ursache und Wirkung: Der gebrochene Knochen stammt vom Sturz auf dem Gehsteig. Die schwarzen Ablagerungen in der Lunge kommen von den Zigaretten. Und die Nacht, die man über der Toilettenschüssel verbracht hat, kam von dem nicht ganz durchgebratenen Huhn.

Bei Gedächtnisproblemen können wir alle sehen, wie sie sich äußern: Menschen vergessen Kleinigkeiten (»Was haben Sie gerade gesagt?«), die normale Strecke beim Autofahren und gehen von zu Hause weg und verirren sich.

Was aber ist die Ursache für solche Probleme? Leider gibt es keine einfache Antwort. Bei kognitiven Problemen gibt es, wie bei vielen chronisch degenerativen Krankheiten, sehr viele Variablen, Feinheiten und Stufen. Man kann nicht ein einziges Bakterium, ein Toxin, ein dysfunktionales Neuron, eine Fehlfunktion, eine genetische Anomalie oder eine einzige andere Ursache dafür ausmachen, dass eine Person kognitive Einbußen erleidet und eine andere nicht.

Lymphsystem und kognitiver Verfall

Um die Rolle des Lymphsystems beim kognitiven Verfall zu verstehen, wollen wir uns einige der biologischen Erklärungen für Alzheimer und verwandte Krankheiten ansehen. Im Kapitel über die Anatomie des Lymphsystems und seine Rolle bei Krankheiten (Seite 13) haben wir erklärt, dass drei Dinge gegeben sein müssen, damit chronisch degenerative Krankheiten entstehen können:

- Ein Toxin oder etwas anderes setzt einen Prozess in Gang, der die normale Funktion des Systems beeinträchtigt.
- Die Belastung durch das Toxin oder den Reizstoff löst eine hyperinflammatorische Reaktion aus. Das, was helfen soll, das Toxin zu beseitigen, kann auch gesunde Strukturen angreifen.

Polyphenole für die Lymphe

Resveratrol, ein in Weintrauben und Wein enthaltenes Polyphenol, hat jüngsten Forschungsergebnissen zufolge eine schützende Wirkung bei Erkrankungen des Gehirns, insbesondere bei Alzheimer. Pterostilbene, ein weiteres Polyphenol, das dem Resveratrol ähnelt und in Heidelbeeren enthalten ist, wird weitaus besser aufgenommen und drei- bis viermal besser verwertet als Resveratrol. Es unterstützt ein gesundes Lymphsystem, indem es einen gesunden Blutfluss und die Stickstoffoxidsynthese fördert, den Blutdruck kontrolliert und die Endothelzellen fördert.

- Die Ausscheidung des Toxins ist unzureichend. Dadurch bleibt das Toxin lange genug mit dem Gewebe in Kontakt, sodass die Entzündungsreaktion zunimmt und somit mehr potenzielle Schäden verursacht, weil sie nicht abklingt oder abgebaut wird.

Alle diese Faktoren können auch bei Erkrankungen des Gehirns auftreten. Schauen wir uns also einige der Fehlfunktion des Gehirns an, die dazu führen, dass der Verstand durcheinandergebracht wird.

Eine Genvariante kann das Alzheimer-Risiko erhöhen

Eine genetische Komponente, die mit der Genvariante ApoE4 zusammenhängt, kann das Alzheimer-Risiko erheblich erhöhen, obwohl das Gen eigentlich als Schutz vor Entzündungen dient. Als es entstand, zogen die Menschen als Jäger und Sammler umher und wurden häufig verwundet oder entwickelten Infektionen. Deshalb war der Schutz vor Entzündungen wichtig. Vor etwa 50 000 Jahren betrug die durchschnittliche Lebenserwartung 30 Jahre; Langzeitschäden durch Entzündungsreaktionen waren damals irrelevant. Da sich unsere Lebenserwartung aber deutlich erhöht hat, kann das, was damals zum Schutz entwickelt wurde, nach hinten losgehen, weil die Entzündungsreaktion mit der Zeit schädlich für unseren Körper sind.

Wenn ein Mensch ein Gen mit zwei ApoE4-Allelen hat (eines von der Mutter und eines vom Vater), liegt die Wahrscheinlichkeit, an Alzheimer zu erkranken, bei etwa 50 Prozent. Wir alle haben zwei Allele, aber nicht alle enthalten das ApoE4-Gen. Ihr Risiko sinkt, wenn nur ein Allel die Genvariante aufweist.

ApoE4 wird nämlich mit erhöhten Beta-Amyloid-Ablagerungen im Gehirn in Verbindung gebracht. Beta-Amyloid ist Teil des Proteins Amyloid, das unser Körper auf natürliche Weise produziert. Dieses Proteinfragment hilft den Neuronen, Verbindungen untereinander aufzubauen. Neuronen sind dafür verantwortlich, dass Sie sich Informationen merken können. Bei älteren Menschen können sich diese Beta-Amyloid-Fragmente zu Plaques entwickeln, die die Verbindungen zwischen den Neuronen verlangsamen und unterbrechen. Darüber hinaus können sie so genannte neurofibrilläre Verknotungen verursachen, bei denen sich die Verbindungen der einzelnen Neuronen miteinander verknoten. Das funktioniert so ähnlich wie bei den Dendriten, den kleinen Verzweigungen der Zelle, mit denen sie sich mit anderen Zellen verbindet (Seite 60).

Was passiert also, wenn das Beta-Amyloid die Verbindungen zwischen den Neuronen verstopft, unterbricht oder verknotet? Richtig, Sie können sich nicht erinnern, dass wir gerade das Wort »Dendriten« verwendet haben. Mit der Zeit wirkt sich das Amyloid auch auf die so genannten Tau-Proteine (feine Eiweißerweiterungen der dendritischen Zellen) aus. Wenn dieser Prozess fortschreitet, sterben die dendritischen Zellen ab.

Sie können sich das vorstellen wie die Kabel, die von der Wand zu Ihrem Fernseher führen. Diese Kabel sind dazu da, um Nachrichten von einer Quelle zum Empfänger zu transportieren. Damit das reibungslos funktioniert, brauchen Sie gute und intakte

Leitungen. Wenn nun jemand das Stromkabel zu Ihrem Fernseher durchschneidet, können Sie keine Serien mehr schauen.

Im Grunde passiert dasselbe in unserem Gehirn: Irgendetwas führt dazu, dass die Verbindungen verloren gehen oder nicht mehr funktionieren, sodass die Neuronen nicht mehr kommunizieren können – und die Person sich nicht mehr an dieses oder jenes erinnern kann.

Glutamat löst Entzündungen aus

Eines der Kennzeichen der Alzheimer-Krankheit ist, dass die Betroffenen vermehrt Anzeichen von Entzündungsmarkern aufweisen. Das bedeutet, dass im Gehirn eine Entzündungsreaktion abläuft, um mit Beeinträchtigungen dort umzugehen. Wenn im Gehirn ein Toxin, zum Beispiel aus der Umwelt, aus biologischen Quellen, aus der Ernährung oder aus Bakterien, erkannt wird, kommt es zu einem Entzündungszustand, bei dem Zellen von außerhalb des Gehirns über die Blut-Hirn-Schranke eindringen, was die Entzündung in diesem Bereich verstärkt.

Ein Paradebeispiel ist das Exzitotoxin Mononatriumglutamat (MNG), das in einer Vielzahl von Lebensmitteln enthalten ist. MNG kann die Blut-Hirn-Schranke passieren und Gehirnzellen schädigen und sogar Krebs auslösen. (Ein Großteil dieser Forschung wurde von dem Neurochirurgen Russell Blaylock geleistet.) MNG wird in vielen Lebensmitteln eingesetzt, weil es dem Gehirn suggeriert, dass sie gut schmecken. Sie kennen es wahrscheinlich als üblichen Zusatz in chinesischem Essen, aber es wird auch häufig von der Lebensmittelindustrie verwendet. Viele verarbeitete Lebensmittel würden einfach nicht gut schmecken, wenn sie kein Glutamat enthielten.

Zu viel Glutamat führt jedoch dazu, dass Neuronen unentwegt senden. Diese Überbeanspruchung führt zu einem vorzeitigen Nerventod (Exzitotoxizität). Das Gehirn hat Schwierigkeiten, mit den Aufräumarbeiten Schritt zu halten, und so erhöht sich das Risiko von Schäden. Wenn Schäden auftreten und die Polizeizellen nicht patrouillieren und aufräumen können, verschlimmert das die Situation und fördert die Entzündungsreaktion. Das unterstreicht auch die Bedeutung der Lymphbahnen für die Reinigung des Gehirns von Giftstoffen, Schäden und Plaques, die sich im Gehirn ablagern.

Erinnern Sie sich an die Blut-Hirn-Schranke (Seite 61)? Die Toxine gelangen über diese halbdurchlässige Schranke ins Gehirn und bleiben dort. Für einige Toxine könnte es einfacher sein, ins Gehirn zu gelangen, als es zu verlassen. Das Gehirn ist dem Toxin

Studienergebnisse

Brokkoli und Blumenkohl können zur Vorbeugung gegen die Alzheimer-Krankheit beitragen. Jüngste Forschungsergebnisse zeigen, dass das in ihnen enthaltene Sulforaphan den neurotrophen Faktor (BDNF) erhöhen kann, der die Gesundheit und das Wachstum von Neuronen und Synapsen, über die Nachrichten zwischen den Neuronen ausgetauscht werden, fördert.

dann dauerhaft ausgesetzt und löst eine Entzündungsreaktion aus, die auch auf gesunde Teile des Gehirns übergreifen kann.

Was hat das Lymphsystem damit zu tun?

Was, glauben Sie, hilft dabei, die Beta-Amyloid-Plaque oder Toxine aus dem Gehirn zu entfernen? Genau, es ist Ihr geheimer Fluss der Gesundheit, Ihre biologische Aufräummannschaft, die Ihr Gehirn von Ablagerungen befreit. Das kann auch dazu beitragen, die Verdrahtung zu entwirren und die Verbindungen intakt zu halten. Ein gut funktionierender Lymphfluss hilft also bei der Beseitigung von Giftstoffen, Entzündungssignalen und Beta-Amyloid – sie alle sind der Grund dafür, dass bei Menschen mit kognitivem Verfall buchstäblich die Kabel durcheinandergeraten.

Wie hängen der Lymphfluss und das Gehirn zusammen?

Sie haben die Lymphgefäße bereits in anderen Teilen des Körpers in Aktion gesehen. Die Rolle, die sie im Gehirn spielen – der Weg, auf dem der Körper Informationen liefert und Giftstoffe ausscheidet – ist ähnlich, aber spezifisch für den Erhalt der kognitiven Funktion.

Die wichtigsten kognitiven Störungen, mit denen wir heute konfrontiert sind, sind Alzheimer und Parkinson. Bei diesen beiden Krankheiten (und vielleicht auch bei Multipler Sklerose und Autismus) kommt es zu Entzündungen, die durch eine unzureichende Ausscheidung von Stoffwechselgiften verursacht werden.

Auch wenn die Ursache von Parkinson und Alzheimer nicht geklärt ist, haben sie doch einige Gemeinsamkeiten. Ein Hauptmerkmal: Beide weisen eine übermäßige Produktion von Beta-Amyloid, Tau-Proteinen und Alpha-Synuklein auf.

Beta-Amyloid ist das vorherrschende abnorme Peptid, das bei Alzheimer als Plaques um die Neuronen herum gefunden wird. Es ist möglich, Beta-Amyloid zu haben und trotzdem nicht an Alzheimer zu erkranken. Das bedeutet, dass man keine Alzheimer-Diagnose stellen kann, nur weil jemand diese Ablagerungen hat. Das glymphatische System ist für den Abtransport dieser Abfälle aus dem Gehirn verantwortlich. Das große Problem tritt erst auf, wenn die Ablagerungen nicht abgebaut werden und anomal verklumpen.

Tau-Proteine befindet sich im Inneren der Zellen. Sie sind für den Zusammenhalt der Mikrotubuli verantwortlich, die Substanzen innerhalb der Zelle von einem Bereich zum anderen transportieren. Wenn sie sich jedoch vom Mikrotubulus lösen, zerfällt dieser. Eine Theorie für den Ausbruch der Alzheimer-Krankheit besagt, dass der Tod des Neurons durch die Trennung des Tau-Proteins von den Mikrotubuli verursacht wird.

Alpha-Synuclein ist ein Protein, das normalerweise an den Nervensynapsen zu finden ist und die Übertragung von Nachrichten zwischen den Neuronen unterstützt (was die Funktion des Gehirns ausmacht). Dieses Protein kann jedoch dysfunktional werden, sich vermehren und den Zelltod verursachen, was zu Parkinson- und Lewy-Körper-Demenz führen kann.

Was sind mögliche Ursachen von Parkinson?

Es gibt verschiedene Überlegungen zu den möglichen Ursachen der Parkinson-Krankheit. Aber es ist klar, dass es ein störungsfreier Lymphfluss von entscheidender Bedeutung ist, um Giftstoffe so früh wie möglich zu entfernen und die Betroffenen gut hydriert zu halten, damit die Gehirn-Rückenmark-Flüssigkeit (Liquor cerebrospinalis) gut zirkulieren kann. Einige Untersuchungen zeigen, dass Parkinson mit einem niedrigen Liquorvolumen verbunden ist.

Eine andere Theorie über die Ursache der Parkinson-Krankheit geht davon aus, dass Darmviren in einem gestörten Verhältnis zu Darmbakterien stehen, was zu einer geringeren Dopaminproduktion führt. Die Bakterien, die von den Darmviren bekämpft werden, sind nämlich diejenigen, die zur Bildung von Dopamin beitragen

Eine andere Studie befasste sich mit der Rolle des löchrigen Darms (Leaky Gut). Da bestimmte Proteine, die von Darmbakterien produziert werden, durch den löchrigen Darm und auch durch die Blut-Hirn-Schranke dringen, geht man davon aus, dass sie die Produktion von Beta-Amyloid auslösen, und zwar so lange, bis der löchrige Darm geheilt ist.

Mein guter Freund und Kollege Dr. Russell Blaylock arbeitet mit uns an einer anderen Theorie. Dr. Blaylock ist nicht nur der Autor des monatlichen Newsletters »Blaylock Wellness Report«, sondern auch der weltbekannte Neurochirurg, der den Begriff »Immunoexzitotoxizität« geprägt hat. Gemeint ist damit die Beteiligung der Mikroglia an einer vorbereiteten Hyperreaktivität, die die vom Immunsystem im Gehirn ausgelösten Entzündungs- und Erregungsreaktionen verstärkt.

Wenn sich ein Beta-Amyloid-Molekül mit einer giftigen Aminosäure verbindet, entsteht in den Neuroimmunzellen eine Entzündungsreaktion, die zu einer hochgradig entzündlichen Substanz führt. Dieses Toxin wird nur über das Lymphsystem abtransportiert und ist sowohl für die Lymphbahnen als auch für die Neuronen potenziell tödlich. Wir gehen davon aus, dass ein längerer Kontakt zu einer lymphatischen Dysfunktion und einer unzureichenden Beseitigung des Toxins sowie zum Absterben der Nervenzellen führen kann, wenn der Lymphfluss nicht stabil oder verzögert ist.

Das glymphatische System

Jetzt kennen Sie einige der Gründe, aus denen die entzündliche bzw. exzitotoxische

Verbindung Darm–Gehirn

Forscher der Universität von Alabama untersuchten Gehirne von Mäusen und stellten fest, dass die meisten Bakterien darin solche waren, die üblicherweise im Darm vorkommen. Sie stellten die Theorie auf, dass die Bakterien tatsächlich nicht aus dem Gehirn stammen, sondern aus dem Darm ins Gehirn gelangten, was die Verbindung zwischen Darm und Gehirn unterstreichen würde.

Reaktion so wichtig ist. In unserem Gehirn sind die Gliazellen für die Einleitung der Entzündungsreaktion zur Bekämpfung von Toxinen oder Traumata verantwortlich. Manchmal können aber auch Immunzellen von außerhalb des Gehirns, zum Beispiel B- und T-Zellen (insbesondere Monozyten/ Makrophagen), ins Gehirn eindringen und eine Entzündung auslösen. Sobald die Makrophagen im Gehirn sind, nehmen sie das Aussehen und die Funktion der Mikroglia an. Diese Zellen sowie die Toxine können eine undichte Blut-Hirn-Schranke passieren und auch über den Teil des Gehirns eindringen, der keine oder nur eine geringe Barriere aufweist, die so genannten zirkumventrikulären Organe des Gehirns.

Forscher haben vor Kurzem herausgefunden, dass es einen Weg gibt, den Abfall aus dem Gehirn zu spülen. Er wird als glymphatisches System bezeichnet, weil er die Gliazellen und die Lymphfunktion einbezieht. Ein Großteil des Verdienstes für diese Entdeckung gebührt Dr. Jonathan Kipnis von der Universität von Virginia sowie Dr. Maiken Nedergaard, die die Rolle der Lymphe im Gehirn untersucht hat.

Viele Jahre lang glaubte man, dass das zentrale Nervensystem kein Lymphsystem enthält, doch Dr. Kipnis und sein Team fanden heraus, dass die Gefäße bei Mäusen Marker für das Lymphsystem enthielten, und stellten bei weiteren Untersuchungen fest, dass das Lymphgewebe mit dem glymphatischen System verbunden ist und Giftstoffe aus dem Gehirn abführt. Diese Drainage funktioniert über die Nasenschleimhaut und die Lymphbahnen der Hirnnerven.

Die Lymphe sorgt für den Abtransport der Abfälle. Sie transportiert das Beta-Amyloid über die Rückenmarkflüssigkeit in die großen Venen ab. Dieser Prozess ist während des REM-Zyklus (rapid eye movements) im Schlaf am aktivsten, der in 15- bis 30-minütigen Zyklen jede Nacht stattfindet. Während dieser kurzen Zeitspanne werden etwa 70 Prozent der Amyloid-Plaques abgebaut. Forschungsergebnisse deuten darauf hin, dass der Abbau besser funktioniert, wenn man auf der Seite und nicht auf dem Rücken schläft.

Dieses System funktioniert jedoch nicht immer gut, manchmal, weil die Lymphzirkulation unzureichend ist (deshalb ist es wichtig, einige der Methoden zu praktizieren, die wir zur Verbesserung des Lymphflusses beschreiben (Seite 69), oder weil sich zu viele Giftstoffe angesammelt haben. Forscher haben herausgefunden, dass sich in der Gehirn-Rückenmark-Flüssigkeit von Alzheimer-Patienten Ablagerungen gebildet haben, was darauf hinweist, wie wichtig die Beseitigung dieser Ablagerungen ist.

Die Lymphe trägt dazu bei, diese Ablagerungen zu beseitigen, sie durch die Lymphknoten zu transportieren und dann über die Lymphbahnen zur Leber zu bringen, wo sie verstoffwechselt und ausgeschieden werden können. Das deutet darauf hin, dass die Lymphe eine wichtige Komponente der Reinigung des Gehirns und seiner Befreiung von Substanzen ist, die die neuronalen Verbindungen verstopfen können.

Dieser Reinigungsprozess ist nicht nur bei der Alzheimer-Krankheit wichtig, sondern auch bei anderen neurologischen Erkrankungen wie der Parkinson-Krankheit (hier ist Synuclein das schädliche Protein) und Multipler Sklerose (wo an Mäusen gezeigt werden konnte, dass die MS-Symptome durch die Beeinflussung der Lymphdrainage hervorgerufen werden können).

Wenn Sie nicht genügend Gehirn-Rückenmark-Flüssigkeit haben, reicht sie möglicherweise nicht, um die Giftstoffe auszuspülen. Deshalb ist es wichtig, viel Wasser zu trinken. Pro Tag werden etwa 500 ml Rückenmarkflüssigkeit gebildet, von denen sich etwa 200 ml im Gehirn befinden.

Außerdem kann eine dichte Blut-Hirn-Schranke das Eindringen von Giftstoffen ins Gehirn verhindern, aber sie kann auch verhindern, dass ein Teil der Giftstoffe, die sich bei einer Entzündungsreaktion der Gliazellen im Gehirn angesammelt haben, wieder hinausgelangen. Dabei ist es wichtig zu wissen, dass die Hirnflüssigkeit nicht über das Gefäßsystem durch die Blut-Hirn-Schranke in das Gehirn gelangt, sondern über separate Kanäle in das Hirngewebe.

Entscheidend ist, dass wir einen Fluss in beide Richtungen haben: Nur so kann die Lymphe dazu beitragen, Informationen über Giftstoffe zu liefern, um das Immunsystem bei seiner Arbeit zu unterstützen, und dann diese Entzündungszellen auch zu beseitigen. Sie sollten nicht zu lange im Gehirn bleiben, denn die Immunzellen können dann anfangen, gesunde Zellen anzugreifen. Die Lymphe muss also unbedingt in beide Richtungen fließen.

Holen Sie sich Helfer und halten Sie potenzielle Schädiger draußen. Sie können Ihren Lymphfluss durch Bewegung, Ernährung, Schlaf und Flüssigkeitszufuhr verbessern. Das erhöht die Chancen auf eine Reinigung des Gehirngewebes und senkt das Risiko der Entwicklung von Erkrankungen des Gehirns, die mit Giftstoffen und Entzündungsreaktionen im Gehirn zusammenhängen.

Ein guter Lymphfluss hilft dem Gehirn

Im weiteren Verlauf des Buches werden wir alle Möglichkeiten, den Lymphfluss zu verbessern, im Detail untersuchen, teilweise haben wir sie bereits im Zusammenhang mit anderen Krankheiten erwähnt. All diese Methoden scheinen sich auf die Lymphe auszuwirken und können besonders für das Gehirn von Vorteil sein.

Studienergebnisse

Die Ernährung ist nicht nur für die Fettbekämpfung wichtig. In einer Harvard-Studie, die die Ernährung und die geistigen Fähigkeiten von 28 000 Männern im Alter von über 20 Jahren untersuchte, ergab, dass diejenigen, die sechs oder mehr Portionen Gemüse pro Tag aßen, ein besseres Gedächtnis hatten. Diejenigen, die sich so ernährten, hatten ein um 34 Prozent geringeres Risiko, Gedächtnisprobleme zu entwickeln, als diejenigen mit der schlechtesten Ernährung.

Es ist auch erwähnenswert, dass einige interessante neuere Forschungen die Lymphdrainage als Möglichkeit zur Behandlung neurologischer Erkrankungen betrachten, weil dadurch die Fähigkeit der Lymphe, Abfallstoffe zu besteigen und den Wasserhaushalt des Gehirns aufrechtzuerhalten, maximiert wird – möglicherweise mit medizinischen Ansätzen zur Verbesserung des Lymphflusses.

Wie können Sie Ihren Lymphfluss verbessern?

Sie haben verschiedene Möglichkeiten, Ihren Lymphfluss zu verbessern.

Bewegung: Das Springen auf einem kleinen Trampolin ist aufgrund der Art und Weise, auf die sich die Lymphe bewegt, besonders hilfreich. Durch das Springen wird die Flüssigkeit nach oben gedrückt und die Rückschlagventile verhindern, dass sie durch die Schwerkraft sofort wieder nach unten fließt. Wenn Sie sich auf und ab bewegen, bewegt sich auch Ihre Lymphe auf und ab.

Flavonoide und Polyphenole: Diese Stoffe, die in praktisch allen Obst- und Gemüsesorten vorkommen, haben nachweislich eine schützende Wirkung auf den gesamten Körper. Auch auf das Gehirn haben sie nachweislich einen Einfluss. So haben einige Untersuchungen gezeigt, dass Flavonoide den oxidativen Stress im Gehirn deutlich verringern können. Und eine kürzlich durchgeführte Studie an Ratten konnte zeigen, dass Flavonoide zur Verringerung von Beta-Amyloid beitragen können. Außerdem wissen wir, dass Flavonoide den Lymphfluss und die Lymphfunktion verbessern. Sie sehen: Obst und Gemüse sind ein wichtiger Bestandteil Ihres Waffenarsenals gegen Alzheimer.

Lassen Sie die Körner weg: Gluten, das bei einigen Menschen nachweislich Darmprobleme verursacht, steht ebenfalls im Verdacht, toxische Auswirkungen auf das Gehirn zu haben. Unsere Ernährungsempfehlung lautet, auf Gluten und Getreide zu verzichten und stattdessen Fisch, Gemüse, Obst und Öle zu bevorzugen. In unseren Rezepten finden Sie viele Möglichkeiten für gluten- und getreidefreie Mahlzeiten. Gluten ist das entzündlichste einer Gruppe von Proteinen, die in vielen Getreidesorten (aber zum Beispiel nicht in Hirse) enthalten sind und als Lektine bezeichnet werden. Wenn Lektinproteine durch einen löchrigen Darm aufgenommen werden (der normalerweise ihre Aufnahme verhindert), verursachen sie Entzündungsreaktionen im gesamten Körper, einschließlich des Gehirns. Wenn der Darm undicht ist, ist die Blut-Hirn-Schranke in der Regel ebenfalls undicht.

Schützen Sie Ihr Mikrobiom: Es gibt einige Belege für die Theorie, dass bestimmte neurologische Erkrankungen durch eine übermäßige Vermehrung von pathogenen Bakterien im Darm verursacht werden.

Fünf für Flow

Folgende Nahrungsergänzungsmittel fördern die Lymphdrainage:

- Magnesium-Threonat
- Choline
- Polyphenole
- Phosphatidyl Serine
- B-Vitamine

Weitere Informationen finden Sie im Kapitel »Vorschläge zur Supplementierung« (Seite 128).

Antibiotika und raffinierte Lebensmittel zerstören gesunde, Dopamin produzierende Bakterien, die durch Krankheitserreger ersetzt werden, was zu neurologischen Problemen führt.

Schlafen Sie auf der Seite: Wie bereits erwähnt, scheint das die beste Position zu sein, um den Lymphfluss im Gehirn zu unterstützen und das Gehirn von Schlacken zu befreien, die sich im Rahmen von Entzündungsprozessen gebildet haben.

Erhöhen Sie Ihren BDNF: Bis vor Kurzem dachte man, dass keine neuen Gehirnzellen nachwachsen können. Das änderte sich mit der Entdeckung eines Proteins namens BDNF (brain-derived neurotrophic factor). Wenn es aktiviert wird, wachsen sowohl Neuronen als auch Verbindungen zwischen den Nervenzellen, um beschädigte Zellen zu reparieren. Viele Dinge können die Ausschüttung von BDNF stimulieren, zum Beispiel:

- Aerobic, Gewichtheben und regelmäßiges Gehen
- Quality Time in der Sonne
- eine traditionelle mediterrane Ernährung und Lebensmittel mit einem hohen Gehalt an Polyphenolen und Flavonoiden, darunter Blaubeeren, grüner Tee, Olivenöl, schwarzer Pfeffer, Kurkuma, Schokolade und Omega-3-Fettsäuren
- Präbiotika (nicht verdaubare Lebensmittelbestandteile, von denen sich gute Bakterien ernähren), zum Beispiel in Knoblauch, Linsen, Senf, Zwiebeln, Tomaten, Bananen, Spargel, Gerste und Lauch
- Kauen Sie Ihr Essen gut, denn Kauen stimuliert den BDNF.
- pflanzliche Heilmittel wie Ginseng, Ashwagandha, Cordyceps, Rhodiola rosea (Rosenwurz) und Bacopa
- Butyrat (Buttersäure), eine kurzkettige Fettsäure, die von guten Bakterien aus unlöslichen Ballaststoffen im Dickdarm verstoffwechselt wird und den Dickdarm heilt; sie stimuliert auch das Nervenwachstum
- Verbindungen wie Magnesium, Quercetin, Resveratrol, Niacin, Zink und N-Acetylcystein

Studienergebnisse

In einer australischen Studie wurde festgestellt, dass Menschen mit einem erheblichen Vitamin-D-Mangel ein höheres Risiko für Schizophrenie haben. Bei Personen mit niedrigem Vitamin-D-Spiegel war die Wahrscheinlichkeit, an Schizophrenie zu erkranken, um 44 Prozent erhöht. Ein wichtiger Hinweis für schwangere Frauen: Essen Sie Lebensmittel mit hohem Vitamin-D-Gehalt, genießen Sie die Sonne und denken Sie über eine Supplementierung nach.

Welche Lebensmittel sind gut, welche schlecht?

Essen und trinken Sie	Verzichten Sie auf
pflanzliche Lebensmittel	Transfette
Kreuzblütler wie Brokkoli, Grünkohl, Blumenkohl	Zucker
ballaststoffreiche Lebensmittel wie Leinsamen	Weißmehl
Kurkuma, Cayennepfeffer, Knoblauch	künstliche Farbstoffe
Pilze	Milchprodukte
Beeren	verarbeitete Fleischprodukte
grünen Tee	überflüssiges Fett
Wasser	Omega-6-Fettsäueren in Fleisch
fermentiertes Soja	
Olivenöl	

Können Neuronen nachwachsen?

Es scheint, dass wir in der Lage sind, neue Neuronen durch ein Protein namens BDNF (brain-derived neurotrophic factor) wachsen zu lassen. Es wirkt, indem es Gene in den Nervenzellen so beeinflusst, dass diese nachwachsen, repariert und neu verbunden werden.

Wie können Sie Ihren BDNF steigern? Einige Dinge, die nachweislich dabei helfen, sind Bewegung, Stressbewältigung, das Essen von unverarbeiteten Lebensmitteln (viel Zucker und gesättigte Fettsäuren senken den BDNF) und Flavonoiden (zum Beispiel in Beeren, dunkler Schokolade, Tee, Olivenöl und schwarzem Pfeffer). Bestimmte Nahrungsergänzungsmittel wie Ginseng, Curcumin, Quercetin, Butyrat und Niacin/Niacinamid sind ebenfalls eine Überlegung wert. Auch Sonnenlicht scheint hilfreich zu sein.

Kraftstoff für den Lymphfluss

In diesem Kapitel erläutern wir die optimale Ernährung für Ihre lymphatische Gesundheit.

Im Laufe der Geschichte haben wir alle Arten von Polarisierungen und Konflikten überlebt: West gegen Ost, Links gegen Rechts, Bayern München gegen Borussia Dortmund, Rolling Stones gegen Beatles. Viele unserer Debatten sind nur eine Frage des Geschmacks und der Meinung. Wenn es um die Wissenschaft geht, können die Dinge etwas undurchsichtiger werden, aber genauso polarisieren.

Diäten fallen eindeutig in diese Kategorie. Heutzutage gibt es so viele widersprüchliche Berichte, Ratschläge und ganze Industriezweige, die sich mit Diät und Ernährung beschäftigen, dass es schwer sein kann, den Berg an Informationen zu sichten und zu wissen, was richtig und wahr ist und was man tun sollte.

Es gibt aber einige Gewissheiten: So ist erwiesen, dass zu viele Süßigkeiten wahrscheinlich eine Vielzahl von Behandlungen erfordern.

Aber es gibt auch viele Variablen: Zum Beispiel funktioniert nicht jeder Ansatz in jedem Körper auf die gleiche Weise. Außerdem wissen wir zwar viel darüber, wie Lebensmittel mit dem Körper interagieren, aber bei vielem anderen tappen wir noch im Dunklen. Das macht die Sache nicht nur schwierig, sondern bedeutet auch, dass Sie sich so gut wie möglich informieren müssen, um herauszufinden, was für Sie am besten funktioniert und warum. Das ist natürlich besonders schwierig in einem Umfeld, in dem für den Körper schädliche Lebensmittel sehr verlockend und einfach erhältlich sind.

In diesem Kapitel werden wir uns mit der Ernährungswissenschaft beschäftigen und wie Sie Ihren geheimen Fluss der Gesundheit direkt beeinflussen können. Wir befassen uns mit Makronährstoffen, Mikronährstoffen und damit, wie bestimmte Ernährungsweisen auf unser Lymphsystem wirken können.

Unser Hauptziel ist es, Ihnen die wirksamste Methode zur Verbesserung des Lymphflusses zu zeigen, damit Sie alle Vorteile nutzen können, und zwar ganz einfach durch die Heilkraft der Nahrung. Wir verfolgen dabei eine zweifache Strategie:

1. Meiden Sie Lebensmittel, die Ihre Blut- und Lymphgefäße verstopfen oder entzünden. Die meisten »Seelentröster« sollten eigentlich als »Krankmacher« bezeichnet werden.
2. Wählen Sie Lebensmittel in Regenbogenfarben, die leicht sind, Sie erfrischen, Ihnen Energie und Freude schenken und Ihre Lymphe (und die übrigen Körpersysteme) am Laufen halten. So werden Sie Spaß am Essen haben und Ihre Zunge genauso erfreuen wie den Rest Ihres Körpers.

Was Sie grundsätzlich über die Ernährung wissen sollten

Die Erkenntnisse über Ernährung füllen viele Lehrbücher. Wir möchten Ihnen aber nicht massenweise Informationen über Biochemie und die Verarbeitung der Nahrung in unserem Körper zumuten. Möglicherweise wissen Sie auch bereits einiges darüber. Bevor wir uns mit der Frage befassen, wie verschiedene Ernährungsweisen den Darm beeinflussen, wollen wir uns einige Grundlagen vergegenwärtigen. Es gibt vier wichtige Bereiche, über die Sie Bescheid wissen sollten.

Kalorien

Jedes Nahrungsmittel versorgt unseren Körper mit Energie in Form von Kalorien. Was wir verbrauchen, wird verbrannt; was wir nicht verbrauchen, wird in unserem Körper gespeichert oder ausgeschieden. Allerdings ist nicht jede Kalorie gleich. Das liegt an den so genannten Makronährstoffen.

Makro- und Mikronährstoffe

Makronährstoffe sind Eiweiße, Fett und Kohlenhydrate, die jeweils unterschiedliche Funktionen haben. Eiweiß dient als Baustein für unsere Zellen, während Kohlenhydrate und Fett Energiequellen sind, wenn auch auf unterschiedliche Weise. Mikronährstoffe sind Vitamine, Mineralstoffe und Verbindungen, die in der Nahrung enthalten sind und ebenfalls Auswirkungen auf den Körper haben, insbesondere im Hinblick auf die Förderung einer guten Gesundheit und starker Systeme auf Zellebene.

Wirkung von Lebensmitteln auf den Körper

Auch wenn man nicht verallgemeinernd sagen kann, dass bestimmte Lebensmittel gut sind und andere nicht, kann man doch sagen, dass die Wirkungsweise der meisten Lebensmittel in die eine oder andere Richtung weist. Zum Beispiel schaden Einfachzucker (vor allem, wenn sie in großen Mengen verzehrt werden) vielen Systemen, indem sie Schäden an den Blutgefäßen verstärken und schädliche (chronische) Entzündungen im Körper fördern. Andere Lebensmittel (sowohl Makro- als auch Mikronährstoffe) haben eine positive Wirkung, weil sie zum Beispiel Entzündungen hemmen oder Blutgefäße reinigen.

Unverarbeitet oder verarbeitet?

Im Allgemeinen gilt: Je mehr Lebensmittel Sie so verzehren, wie sie geerntet werden, desto besser. Je mehr verarbeitete Lebensmittel Sie zu sich nehmen, desto schlechter können ihre Auswirkungen auf Ihren Körper sein.

Die amerikanische Standardernährung

Stellen Sie sich den gefüllten Teller vor: Burger, Pommes und dazu einen Shake. Die Mahlzeit ist voll gesättigter Fettsäuren (die schlechte Form von Nahrungsfett) sowie von zugesetztem Zucker und den vielen zusätzlichen Kalorien, die darin enthalten sind.

Wahrscheinlich wissen Sie, dass eine Ernährung mit vielen gesättigten Fettsäuren, Zucker und Kalorien zu Fettleibigkeit führt, die mit Herzkrankheiten, Diabetes und anderen chronischen Erkrankungen in Verbindung gebracht wird. Dies geht auch aus epidemiologischen Studien hervor, die in Japan, auf Hawaii und in Kalifornien durchgeführt wurden. Hier hat sich beispielsweise die Arterioskleroseháufigkeit bei Menschen, die von Japan nach Kalifornien ausgewandert sind, verändert. Das Gleiche gilt für Iren, die in die Vereinigten Staaten zogen, und Inuit, die nach Dänemark auswanderten. Darüber hinaus wurden die Dänen während des Zweiten Weltkriegs, also in einer extrem stressigen Zeit, gezwungen, Getreide und Gemüse zu essen, anstatt sich wie üblich von Fleisch und Milchprodukten zu ernähren. Die Zahl der Herzkrankheiten ging in dieser Zeit drastisch zurück, um dann nach Kriegsende wieder anzusteigen, als die Dänen zu ihrer ursprünglichen Ernährung zurückkehrten.

Die amerikanische Standardernährung ist, offen gesagt, eine Killerdiät, die in direktem Zusammenhang mit degenerativen Erkrankungen wie Herzkrankheiten, Krebs, Diabetes und anderen steht, die so häufig geworden sind, dass sie als Teil des Älterwerdens angesehen werden. Diese und viele andere degenerative Krankheiten sind jedoch größtenteils eine Folge unserer Ernährung. Wie konnte es dazu kommen? Es gibt vier Hauptgründe.

Wir essen die falschen Fette

Die typische amerikanische Ernährung enthält im Durchschnitt 34 bis 40 Prozent Fett. Bereits 1988 führte der »Surgeon General's Report on Nutrition and Health« 35 Prozent der Krebstodesfälle auf die Ernährung zurück und stellte einen Zusammenhang zwischen Nahrungsfett und Krebs fest. Die amerikanische Ernährung ist voll von so genannten »schlechten« Fetten, gesättigten Fettsäuren aus tierischen Quellen und Milchprodukten sowie frittierten Lebensmitteln (oxidierte, auch »ranzige« Fette genannt). Studien haben gezeigt, dass sogar Fette, die einst als gesund galten, wie Margarine und andere Transfette, degenerative Krankheiten fördern.

Die American Heart Association und das National Cancer Institute empfehlen, dass 30 Prozent der Kalorien aus Fett stammen sollten. Immer mehr Forschungsergebnisse deuten jedoch darauf hin, dass dieser Anteil möglicherweise zu hoch ist, um Herzkrankheiten und Krebs vorzubeugen. Es scheint, dass eine Ernährung mit einem Fettanteil von etwa 15 bis 25 Prozent optimal für die Vorbeugung ist, vorausgesetzt, dass diese Fette einen hohen Gehalt an Omega-3-Fettsäuren haben, arm an Omega-6-Fettsäuren und frei von Transfetten sind. Das Verhältnis zwischen Omega-6- und Omega-3-Fettsäuren sollte etwa 3–6:1 betragen. Derzeit liegt es eher bei 25:1.

Wir nehmen nicht genug Ballaststoffe zu uns

Viele Menschen bringen das Wort »Ballaststoffe« mit Alter, Verstopfung oder beidem in Verbindung. Tatsache ist jedoch, dass die Amerikaner nicht genug von dieser darmreinigenden Form der Kohlenhydrate zu sich nehmen. Diese ballaststoffarme Ernährung steht in direktem Zusammenhang mit der Häufigkeit von Hämorrhoiden, Krampfadern, Divertikulitis und Dickdarmkrebs. Darüber hinaus enthält die amerikanische Ernährung, die auf Fleisch und Milchprodukten basiert (die beide keine Ballaststoffe enthalten), mehr als doppelt so viel Eiweiß, wie als gesundheitsfördernd gilt. Das Milchprotein Kasein wird mit Prostata- und Dickdarmkrebs in Verbindung gebracht, wie T. Colin Campbell, Autor von »The China Study«, berichtet. Überschüssiges Eiweiß kann dazu führen, dass Kalzium mit dem Urin ausgeschieden wird, was mit Nierensteinen in Verbindung gebracht wird. Auch die Leber und die Nieren werden durch zu viele Proteine belastet.

Ein gesunder Erwachsener sollte täglich etwa 120 Gramm eiweißhaltige Lebensmittel zu sich nehmen. Die meisten Amerikaner essen täglich die dreifache Menge. Stattdessen sollten wir Gemüse, Bohnen und Obst, die alle Ballaststoffe enthalten, zu uns nehmen und den Verzehr von eiweißhaltigen Lebensmitteln wie Fleisch und Käse einschränken.

Hinweis: Forscher gehen nicht davon aus, dass Eiweiß eine negative Wirkung auf den Körper hat, sondern dass wir dazu neigen, zu viel davon zu verzehren, oft auf Kosten anderer Makronährstoffe.

Wir konsumieren zu viel Zucker

Nicht nur in bunten Müslipackungen ist viel Zucker enthalten. Zucker findet sich überall: in Fertiggerichten, Backwaren, Soßen und vielem mehr. Wir essen einfach zu viel davon.

Es wird vermutet, dass zu viel Zucker zu vielen Erkrankungen, Krebs und Infektionen beiträgt. Ein hoher Zuckerkonsum führt zu einem hohen Insulinspiegel, der wiederum eine Gewichtszunahme und eine weitere Insulinresistenz zur Folge hat – ein Teufelskreis, der oft zu Diabetes, Herz-Kreislauf-Erkrankungen und Demenz führt.

Wenn man den vielen Zucker zu all den verarbeiteten Lebensmitteln und dem Fast Food hinzuzählt, die mit Zusatzstoffen, Farbstoffen, Konservierungsmitteln, Hormonen, Pestiziden und Antibiotikarückständen belastet sind, ist es kein Wunder, dass die Amerikaner in großem Ausmaß krank sind.

Wir bekommen nicht genug Mikronährstoffe

Zu den Mikronährstoffen, die wir benötigen, gehören Vitamine, Fettsäuren, Mineralien und Aminosäuren. Es ist möglich, dass Sie zu wenig von diesen Nährstoffen im Körper haben, weil Sie sich in der Vergangenheit für eine schlechte Ernährung entschieden haben und weil die Landwirtschaft – außer dem ökologischen Landbau – dem Boden keine dieser wichtigen Elemente zuführt. Ein Beispiel: Ein konventionell angebauter Apfel enthält heute 60 Prozent weniger Magnesium als in den 1930er Jahren. Es wird geschätzt, dass 70 bis 80 Prozent der Amerikaner einen Magnesiummangel haben.

Ein Mangel an Mikronährstoffen jeglicher Art kann schwerwiegende Krankheiten verursachen, weshalb wir Ihnen empfehlen, Ihre Ernährung zu ergänzen. Obst und Gemüse sind die Hauptquelle für wichtige Mikronährstoffe. Eine vollständige Liste unserer Empfehlungen und Dosierungsrichtlinien finden Sie im Kapitel »Vorschläge zur Supplementierung« (Seite 128). Sie sollten das jedoch mit Ihrem Arzt oder Ihrer Ärztin besprechen.

Da die amerikanische Standardernährung nachweislich mit der koronaren Herzkrankheit (KHK) zusammenhängt, wurde versucht, die Aufnahme von Cholesterin und gesättigten Fettsäuren zu begrenzen. Allerdings hat sich eine mäßige Fettreduktion als enttäuschend für die allgemeine KHK-Prävention erwiesen. Einige Diäten empfehlen eine noch stärkere Reduzierung auf nur 10 Prozent. Die Amerikaner haben einige gesättigte Fettsäuren durch mehrfach ungesättigte Fettsäuren ersetzt, aber der Eiweißanteil ist konstant geblieben (außer bei eiweißreichen Diäten), und der Zuckerkonsum ist dramatisch gestiegen, bis hin zu der bemerkenswerten Zahl von 69 kg Zucker und Süßstoff pro Person in den Vereinigten Staaten pro Jahr. Daran sehen wir: Auch wenn die Beweise uns den richtigen Weg weisen, gehen viele von uns immer noch in die falsche Richtung.

Die beste Ernährung für den Lymphfluss

Für Ihr Lymphsystem, Ihre allgemeine Gesundheit und Ihr Wohlbefinden empfehlen wir – wie auch viele ernährungswissenschaftlich orientierte Ärzte – die Mittelmeerdiät. Damit können Sie die Stärke Ihres Lymphflusses und Ihre Herzgesundheit verbessern, Ihr Krebs- und Diabetesrisiko senken, Ihr Schlaganfallrisiko verringern, Ihren Blutdruck senken, ein optimales Gewicht halten und viele andere häufige Beschwerden deutlich lindern.

Empfehlenswerte Lebensmittel

Folgende Lebensmittel unterstützen die Lymphe:

Frisches Obst: Melonen, Zitrusfrüchte, Beeren, Weintrauben, Äpfel, Ananas und Bananen. Obst ist reich an Ballaststoffen und liefert viele wichtige Vitamine und Mineralstoffe, darunter Vitamin C und Kalium.

Frisches Gemüse: Zu den Kreuzblütlern (den Krebsbekämpfern) gehören Brokkoli, Blumenkohl, Grünkohl, Kohlrabi, Pak Choi und Rosenkohl. Empfehlenswert sind außerdem Pilze, Süßkartoffeln, Kürbis, Karotten, Zwiebeln, Paprika und Knoblauch. Verschiedene Gemüsesorten werden wegen ihrer krebshemmenden Eigenschaften, ihres hohen Gehalts an Ballaststoffen, Vitaminen und Mineralstoffen, zum Beispiel Vitamin C und Betacarotin, besonders erforscht.

Frisches Vollkorngetreide: Vollkornbrot, Tortillas aus Vollkorn, Naturreis, Vollkornnudeln, warm und kalt serviertes Vollkorngetreide wie Haferflocken, Mais, Hirse und Bulgur. Vollkorngetreide ist eine gute Quelle für Ballaststoffe, pflanzliches Eiweiß sowie Vitamine und Mineralstoffe, insbesondere Zink und B-Vitamine.

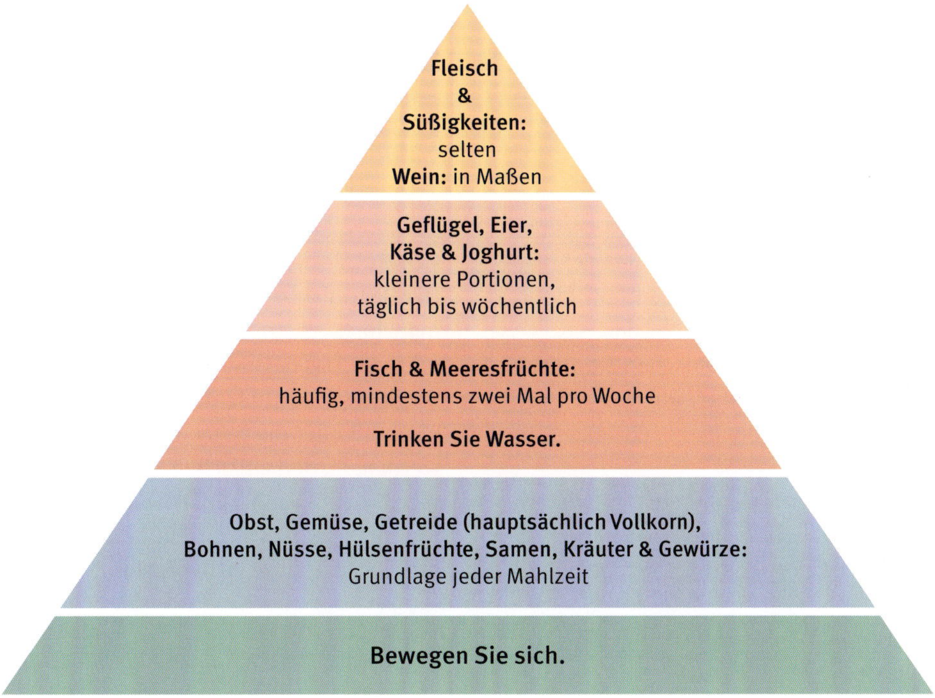
Fleisch
&
Süßigkeiten:
selten
Wein: in Maßen
Geflügel, Eier,
Käse & Joghurt:
kleinere Portionen,
täglich bis wöchentlich
Fisch & Meeresfrüchte:
häufig, mindestens zwei Mal pro Woche
Trinken Sie Wasser.
Obst, Gemüse, Getreide (hauptsächlich Vollkorn),
Bohnen, Nüsse, Hülsenfrüchte, Samen, Kräuter & Gewürze:
Grundlage jeder Mahlzeit
Bewegen Sie sich.

Mithilfe der Ernährungspyramide können Sie Ihren Lymphfluss gut unterstützen.

Einfach ungesättigte Fettsäuren: Olivenöl hat einen hohen Polyphenolgehalt, ebenso Avocado- und Kokosöl, Avocados und Nüsse.

Pflanzliche Proteine und Omega-3-reiche Proteinquellen: Getrocknete Bohnen, Erbsen und Linsen, Avocado, Walnüsse, Leinsamen und Hülsenfrüchte sind eine gute Quelle für pflanzliches Eiweiß, Vitamine und Mineralstoffe, insbesondere Kalzium, Zink und die B-Vitamine. Fünf Studien haben gezeigt, dass Brustkrebspatientinnen, die sich mit Soja ernährten, eine geringere Rückfallquote hatten als andere.

Fisch und Meeresfrüchte: Wildlachs, Thunfisch, Makrele, Schellfisch, Garnelen, Miesmuscheln, Sardinen, Sardellen, Venusmuscheln, Austern und Jakobsmuscheln

Geflügel, Eier, Käse und Joghurt: Hühner und Eier aus Freilandhaltung, Ziegen- und Schafskäse, Joghurt in moderaten Mengen

Fleisch und Süßigkeiten: sparsam konsumieren

Im Kapitel »Lymphfreundliche Ernährung« (Seite 112) zeigen wir Ihnen, wie Sie die oben genannten Lebensmittelgruppen nutzen können, um lymphfreundliche und gut schmeckende Mahlzeiten zuzubereiten, die Sie zufrieden, glücklich und gesund machen.

Ernährung ist nicht immer einfach

Wie wir bereits zu Beginn dieses Kapitels erwähnt haben, gibt es selten Ernährungsempfehlungen, die für alle passen. Bei den vielen unterschiedlichen Informationen fällt es schwer, sich zurechtzufinden, manchmal sind sie auch irreführend. Die übersichtlichen Abbildungen zu Lebensmitteln (Seite 77) und Getränken (unten) sind eine gute Orientierungshilfe. Machen Sie aber kein Gesetz daraus, denn individuelle Umstände erfordern individuelle Lösungen.

Dennoch können wir mit gutem Gewissen unsere oben beschriebene Lymph-Diät empfehlen. Dabei handelt es sich um einen wissenschaftlich fundierten Ansatz, der große gesundheitliche Vorteile bringen kann. Wir möchten jedoch, wie bereits erwähnt, Anpassungen ermöglichen und erläutern Ihnen daher einige Begriffe und Ernährungskonzepte.

»High Carb« kann verwirrend sein

Der Begriff »kohlenhydratreich« klingt für manche Menschen so böse wie »Welpenwürger«. Das liegt aber daran, dass einfache und komplexe Kohlenhydrate oft verwechselt oder die Begriffe missverstanden werden. Zu den einfachen Kohlenhydraten gehören Fast Food, zum Beispiel Pommes frites und Kartoffelchips, verarbeitete Lebensmittel sowie zugesetzter Zucker. Sie können

Wählen Sie hauptsächlich Getränke aus dem unteren Teil der Pyramide. Die aus dem oberen Teil sollten Sie seltener zu sich nehmen.

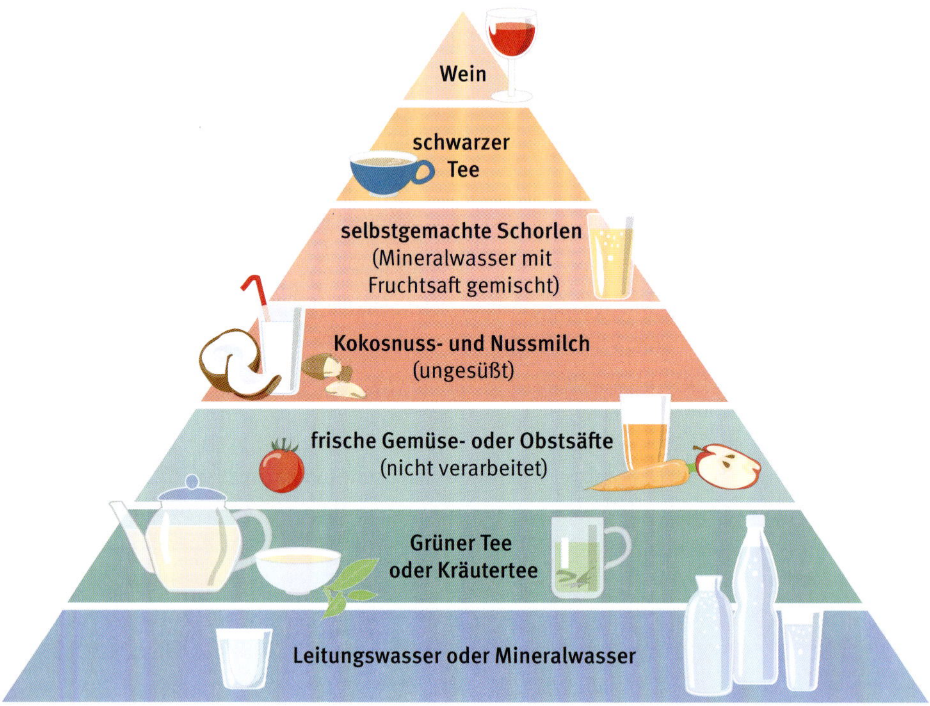
Wein
schwarzer Tee
selbstgemachte Schorlen (Mineralwasser mit Fruchtsaft gemischt)
Kokosnuss- und Nussmilch (ungesüßt)
frische Gemüse- oder Obstsäfte (nicht verarbeitet)
Grüner Tee oder Kräutertee
Leitungswasser oder Mineralwasser

ernste Gesundheitsprobleme durch erhöhte Triglycerid-, Fett- und Cholesterinwerte im Blut verursachen.

Komplexe Kohlenhydrate dagegen sind in Lebensmitteln wie Bohnen, Gemüse und Getreide enthalten und lassen den Glukosespiegel und damit den Insulinspiegel meist nicht ansteigen. Komplexe Kohlenhydrate benötigen Zeit und Verdauungsenergie, um für den Körper verfügbar zu werden. Der Körper kann sie aufgrund dieses Zeit- und Energieaufwands besser verarbeiten.

Allerdings haben auch einige Gemüsesorten wie Karotten einen hohen glykämischen Index. Das bedeutet, dass der Zucker für den Körper relativ schnell verfügbar ist und manchmal Probleme verursachen kann, insbesondere bei Diabetikern.

Saccharose, Fruktose und Laktose sind Einfachzucker, die vom Körper schnell in Glukose umgewandelt werden, der unmittelbaren Energiequelle für den Stoffwechsel. Glukose, die nicht sofort verwendet oder als Glykogen gespeichert werden kann, wird in Triglyzeride, die Speicherfette des Körpers, umgewandelt. Diese Fette werden im Laufe der Zeit in kleine Kohlenwasserstofffragmente zerlegt, die in der mitochondrialen Atmung zur verzögerten Energiegewinnung verwendet werden. Triglyceride sind das am häufigsten vorkommende intrazelluläre und extrazelluläre Fett im Körper. Erhöhte Triglyceride sind ein bekannter Risikofaktor für Herzkrankheiten, erhöhte LDL-Werte und Fettleibigkeit. Die Ursache für erhöhte Triglyceride ist häufig der übermäßige Verzehr von Einfachzuckern.

Gehen Sie den mediterranen Weg

Wenn Sie sich bereits mediterran ernähren (Fisch, Gemüse, Olivenöl), bleiben Sie dabei. Der Schwerpunkt dieser Ernährungsweise liegt auf Obst und Gemüse. Die gesunden Fette in Fisch und Olivenöl unterstützen die Lymphdrainage. Manche Menschen, vor allem solche mit neurologischen Erkrankungen, haben die mediterrane Ernährung an die ketogene Kost (mehr Fett, weniger Kohlenhydrate) angepasst und damit gute Erfolge erzielt.

Mittelmeerdiät kurzgefasst

Folgende Grundsätze der Mittelmeerdiät sollten Sie beachten:

- Genießen Sie Mahlzeiten mit anderen.
- Achten Sie auf einen aktiven Lebensstil.
- Trinken Sie viel Wasser.
- Verzehren Sie bei jeder Mahlzeit buntes Gemüse und Obst.
- Nehmen Sie als Hauptfettquelle Olivenöl zu sich, zusammen mit Avocados und Nüssen. Avocado- und Kokosöl sind ebenfalls empfehlenswert.
- Genießen Sie mindestens zweimal pro Woche Fisch und Meeresfrüchte.
- Essen Sie Geflügel, Eier, Ziegen- und Schafskäse in Maßen.
- Auf Wunsch kann Rotwein zu einer Mahlzeit genossen werden.
- Konsumieren Sie rotes Fleisch, gesättigte Fette und Süßigkeiten seltener als andere Lebensmittel.

Wenn Sie andere Probleme haben, zum Beispiel Herz-Kreislauf-Erkrankungen, ist es ratsam, sich überwiegend pflanzlich und fettarm zu ernähren, was die Sache kompliziert macht. Sprechen Sie mit Ihrer Ärztin oder Ihrem Ernährungsberater, um eine Diät zu finden, die Ihren Bedürfnissen am besten entspricht.

Lebensmittel, die Sie nur in Maßen genießen sollten

Der Genuss kleiner Mengen Wein und Kaffee scheint das Risiko von Parkinson zu verringern. Kakao und Polyphenole aus dunkler Schokolade verändern das Mikrobiom des Darms und können entzündungshemmend wirken.

Nahrungsergänzungsmittel werden Sie retten

Wenn Sie täglich vor der Entscheidung stehen, was Sie essen sollen, suchen Sie nach Ersatzprodukten, die nicht verstopfen oder entzünden. Nehmen Sie anstelle des Donuts (man könnte auch sagen: »do not«) einen knackigen Apfel mit ein paar Walnüssen zu sich und trinken Sie dazu den lymphfreundlichen Smoothie (Seite 116). Anstelle der üppigen Schokoladentorte sollten Sie lieber Himbeeren mit Granatapfelkernen oder Kokosporridge mit Heidelbeeren essen.

Achten Sie darauf, dass Ihnen Ihre Essensauswahl Spaß macht und schmeckt, sonst werden Sie nicht dabeibleiben. Sehen Sie sie als eine künstlerische und kreative Herausforderung und kombinieren Sie sie mit Bewegung und Yoga. So werden Sie von den Flüssen des Lebens in Ihnen mit lebenslanger Gesundheit belohnt.

Essen Sie mehr Gemüse und Obst

Gemüse und Obst sind die stärkste Medizin der Natur, da sie reich an Polyphenolen, Flavonoiden und Ballaststoffen sind. Außerdem sind sie reich an Mikronährstoffen, die den Lymphfluss fördern können. Wir empfehlen, mehr Gemüse als Obst zu essen, denn einige Früchte enthalten viel Zucker. Bevorzugen Sie zuckerarme Früchte wie Äpfel, Beeren und Avocados.

Verschiedene Ernährungskonzepte

Immer mehr Amerikaner werden sich bewusst, dass Burger und Pommes frites nicht der beste Weg zu einem gesunden Leben sind. Viele wissen, dass die amerikanische Standardernährung in etwa so gut für uns ist, wie betrunken und ohne sich anzuschnallen Auto zu fahren. Deshalb haben sich viele Menschen anderen Ernährungskonzepten zugewandt, um Krankheiten vorzubeugen oder sie zu bekämpfen. Wir stellen einige der beliebten Diäten kurz vor.

Vegetarische und vegane Ernährung

Diese Ernährung besteht aus Gemüse und Obst und verzichtet auf Fleisch und Fleischprodukte. Bei einer veganen Ernährung sind keine tierischen Produkte erlaubt, bei einer ovo- oder lakto-vegetarischen Ernährung sind Eier oder Milch und Käse erlaubt.

Die vegetarische Ernährung wurde am umfassendsten und über einen längeren Zeitraum als jede andere Ernährungsweise untersucht, sodass die Entscheidung dafür eine sichere Sache für Ihre Gesundheit ist. Der einzige Nachteil ist, dass das Vitamin B_{12}, das in Fleisch und Eiern enthalten ist, ergänzt werden muss.

Lektinfreie Ernährung

Bei dieser Diät werden die meisten Getreidesorten gemieden, nur druckgegarte Bohnen verwendet und Gemüse mit Samen, wie Tomaten und Paprika, muss geschält und entkernt werden. Lektine sind giftige Abwehrmoleküle, die Pflanzen im Laufe der Jahrmillionen entwickelt haben. Sie sind für Tiere giftig, die versuchen, die Frucht, das Blatt oder den Stängel der Pflanze zu fressen. Gluten (Gliadin) ist ein Lektinprotein, das in vielen Getreidesorten, zum Beispiel Weizen, Roggen, Hafer usw., vorkommt und Zöliakie verursacht, indem es die Verbindungen zwischen den Zellen des Magen-Darm-Trakts öffnet und den Eintritt von Toxinen und den Austritt von Flüssigkeiten ermöglicht. Es handelt sich um eine sehr restriktive Diät (kein Gluten, keine samentragenden Pflanzen wie Tomaten und Auberginen), die nur schwer einzuhalten ist.

Mediterrane Ernährung

Diese Ernährungsweise, die von den Bewohnern der Mittelmeerländer, zum Beispiel Italien, Spanien, Griechenland und der Türkei, geprägt wurde, wurde Anfang der 1990er Jahre von Dr. Walter Willett aus Harvard als spezifische Mittelmeerdiät bezeichnet. Neben verschiedenen Obst- und Gemüsesorten, bestimmten Fettarten, Meeresfrüchten, Vollkornprodukten, Joghurt, Hummus, Tabbouleh sowie Nüssen und Samen enthält die Diät viele Gewürze und Kräuter, die für das Lymphsystem von Vorteil sind. Dazu gehören Kurkuma, Ingwer und Astragalus (Tragant).

Ein sehr wichtiges Merkmal der mediterranen Ernährung ist der geringe Fleischanteil, insbesondere wird weniger rotes Fleisch verzehrt als in der amerikanischen Standardernährung, und der geringe Anteil von verarbeiteten Lebensmitteln, insbesondere Getreide und Süßstoffe.

Die mediterrane Ernährung wird mit allgemein geringerer Sterblichkeit, geringerem Risiko für Stoffwechsel- und Herz-Kreis-

Welche Supplemente sind empfehlenswert?

Die Supplementierung von Mikronährstoffen ermöglicht es Ihnen, von allen Vorteilen, die sie für Ihre Gesundheit und Ihrem Lymphfluss haben, zu profitieren. Folgende Nahrungsergänzungsmittel empfehlen wir:

- Omega-3-Fettsäuren
- Vitamine A, C, D und E
- Gruppe der B-Vitamine, besonders B_{12}, B_6 und Folsäure
- Mineralien, besonders Magnesium und Zink
- Alpha-Liponsäure, Coenzym Q10, Pterostilbene mit Resveratrol
- Hesperidin, Quercetin, Kurkuma, Resveratrol
- Diosmin

Weitere Informationen finden Sie im Kapitel »Vorschläge zur Supplementierung« (Seite 128).

lauf-Erkrankungen und geringerem Körpergewicht in Verbindung gebracht. Sie beinhaltet weniger gesättigte Fettsäuren und mehr Öl, besonders einfach ungesättigte Fettsäuren in Olivenöl. Die Polyphenole im Olivenöl haben sich als hilfreich gegen Alzheimer und andere neurologische Krankheiten erwiesen. Für Dr. Steven Gundry, Verfechter der lektinfreien Ernährung, ist der einzige Nutzen von Salat der Transport von polyphenolreichem Olivenöl. Die Diät empfiehlt auch einen moderaten Konsum von Rotwein zu den Mahlzeiten, nicht mehr als ein bis zwei Gläser pro Tag. Natürlich ist es wichtig zu wissen, dass neben der mediterranen Diät Bewegung und Stressabbau wichtige Parameter sind.

Ketogene Ernährung

Bei der ketogenen Ernährung wird die Energiequelle Zucker grundsätzlich durch Fett ersetzt. Das hat den Vorteil, dass kein Insulin benötigt wird, um die Energie an die Zelle zu liefern. Die Senkung des Insulinspiegels verringert das Risiko für das metabolische Syndrom, für Herzerkrankungen, Krebs und eine Reihe anderer Erkrankungen, die mit einer Überproduktion von Insulin einhergehen.

Da überschüssiger Zucker (Glukose) entzündungsfördernd ist, ist es für das Gehirn besonders vorteilhaft, den Zuckerspiegel zu senken. Das Gehirn verbraucht 20 Prozent des vom Körper benötigten Sauerstoffs; es macht aber nur zwei Prozent unseres Körpergewichts aus. Wir sehen: Hier findet viel Stoffwechsel auf kleinem Raum statt. Die Umwandlung von Zucker und der Verbrauch von Sauerstoff führen zu einer Toxizität im Gehirn, die ein Umfeld schafft, das Gehirnerkrankungen begünstigt.

Vielleicht haben Sie den Begriff »Ketoazidose« im Zusammenhang mit einer sehr ernsten Komplikation bei Diabetes schon einmal gehört. Diabetiker müssen sehr vorsichtig sein, wenn sie sich für eine ketogene Diät entscheiden, aber mit Hilfe eines Arztes oder einer Ärztin kann sie effektiv eingesetzt werden. Die ketogene Diät ist die Diät der Wahl für Patienten mit Krämpfen (Krampfanfällen).

Bei der ketogenen Diät nehmen Sie täglich etwa 1,5 Gramm Eiweiß pro Kilogramm Körpergewicht und etwa 0,6 Gramm komplexe Kohlenhydrate pro Kilogramm Körpergewicht zu sich. Eiweiß und komplexe Kohlenhydrate ergänzen Sie durch gesunde Fette, zum Beispiel aus Avocados und Oliven, Olivenöl und Kokosöl.

Die Umstellung auf eine ketogene Ernährung ist ein sicherer Weg, Gewicht zu verlieren. Eine weitere Möglichkeit, eine leichte Ketose zu entwickeln, ist das Intervallfasten (Seite 56).

Paleo-Diät

Diese Diät besteht im Wesentlichen aus Fleisch, Beeren und Nüssen und ähnelt der ketogenen Diät. Allerdings gibt es nicht genug Forschungsergebnisse zu den langfristigen Auswirkungen dieses Ernährungsstils und es ist auch nicht bekannt, ob sich unsere Vorfahren, die Jäger und Sammler waren, wirklich so ernährt haben.

Heute geht man davon aus, dass verschiedene Gruppen von Menschen unterschiedlich auf Nahrung reagieren. Jüngste DNA-Studien haben gezeigt, dass der Genpool unserer Vorfahren sehr vielfältig war und dass sie unterschiedliche Ernährungsbedürfnisse hatten. Das scheint die These zu bekräftigen, dass es nicht die eine Form gibt, die für alle passt, wenn es um die Vorteile verschiedener Ernährungsstrategien geht.

Unabhängig davon, welche Ernährung Sie bevorzugen, sollten Sie den Schwerpunkt auf Obst und Gemüse legen, weil die darin enthaltenen Polyphenole und Flavonoide den Lymphfluss fördern. Da auch bestimmte Öle den Lymphfluss begünstigen, bevorzugen wir die mediterrane Ernährungsweise. Dadurch können Sie Ihren Lymphfluss unterstützen, Herzkrankheiten vorbeugen und Ihr Gewicht reduzieren.

Die wichtigsten Diät-Ansätze auf einen Blick

Wir fassen nun die wichtigsten Diät-Ansätze kurz zusammen.

Gute-Fette-Diät: Die Mittelmeerdiät senkt nachweislich das Risiko von Krankheiten. Es handelt sich um eine Ernährungsform mit einem hohen Anteil komplexer Kohlenhydrate, der durch Fisch und kleine Mengen mageres Fleisch ergänzt wird. Obst und Gemüse, Hülsenfrüchte und Getreide liefern reichlich Ballaststoffe und große Mengen an Vitamin C. Fisch liefert Omega-3-Fettsäuren, während Olivenöl einfach ungesättigte Fettsäuren enthält. Diese Diät wurde erstmals von Ancel Keys Mitte der 1950er Jahre beschrieben und ist vor allem in den Mittelmeerländern Italien, Griechenland usw. verbreitet. Langzeitstudien haben gezeigt, dass Menschen, die sich an die mediterrane Ernährung und Lebensweise halten, ein geringeres Risiko haben, an Diabetes, Herzkrankheiten und kognitivem Verfall zu erkranken. Sie leben tendenziell länger und altern in Würde.

Eine eiweißreiche, kohlenhydratarme Diät wird von Atkins empfohlen und beinhaltet auch Paleo- und ketogene Diäten. Diese Diätvarianten empfehlen den Verzehr von Gemüse, beschränken aber Obst auf Beeren und Äpfel und lassen mehr Fleisch, gesättigte Fette und Milchprodukte zu. Der Schwerpunkt liegt auf dem Verzicht von zusätzlichem Zucker sowie auf weniger Getreide und Bohnen. Effektive Keto-Diäten begrenzen Eiweiß und Kohlenhydrate und legen Wert auf gesunde Fette. Überschüssiges Eiweiß wird von der Leber in Zucker umgewandelt, was letztlich zur Gewichtszunahme und zum Verlust der Vorteile der ketogenen Diät beiträgt.

Eine sehr fettarme Diät wird von Pritikin, Ornish, McDougall, Gregor, Barnard und anderen empfohlen. Sie besteht aus einem hohen Anteil komplexer Kohlenhydrate, vielen Ballaststoffen, hauptsächlich Gemüse und 15 bis 20 Prozent Fett.

Vier raffinierte Helfer

Durch Ihre Ernährung können Sie sich viel Gutes tun. Diese vier Helfer sollten Sie unbedingt einbauen:

- Butyrat: Buttersäure wird im Dickdarm von hilfreichen Bakterien bei der Verdauung einer ballaststoffreichen Ernährung gebildet. Buttersäurepräparate tragen nachweislich zur Bildung eines gesunden Mikrobioms und einer besseren Kommunikation zwischen Darm und Gehirn bei.
- Kleine Mengen an Wein, Kaffee, Kakao und dunkler Schokolade: Es gibt Hinweise darauf, dass diese Lebensmittel vor der Entwicklung von Parkinson schützen. Die Polyphenole haben entzündungshemmende Eigenschaften, die hilfreich sind, insbesondere bei älteren Menschen mit neurovaskulären Problemen.
- Flavonoide sind eine Form von Polyphenolen, die im gesamten Körper eine schützende Wirkung haben. Ein Daflon-Zusatz (die Flavonoide Diosmin und Hesperidin) kann die Leber unterstützen und schützt auch die Blut- und Lymphgefäße. Sie erhöhen den Lymphfluss erheblich.
- Polyphenole nach einer fettreichen Mahlzeit können vor einer Einschränkung des Blutflusses schützen, der häufig nach üppigem Essen auftritt.

Schneller Fluss

Durch Bewegung können Sie Ihre lymphatische Fitness verbessern.

In der heutigen Welt wird alles diskutiert. Das gilt nicht nur für die Politik oder scheinbar harmlose Facebook-Posts (»Du gibst Knoblauch in die Guacamole? Du bist bescheuert!«). Auch in der Gesundheits- und Medizinbranche sind solche Diskussionen keine Seltenheit. Sie reichen von ernsten Fragen (Ist eine Operation die beste Option?) bis hin zu alltäglichen Fragen (Wie gesund ist meine tägliche Tasse Kaffee?). Bei vielen medizinischen Fragen gibt es Nuancen, Feinheiten, persönliche Varianten und größere Grauzonen als bei einer Skyline im Nebel. Aber es gibt auch gesunde Verhaltensweisen, bei denen das Ergebnis so klar ist wie eine karibische Lagune. Das gilt für Dinge wie »nicht rauchen« und »Zahnbürste und Zahnseide«.

Ganz wichtig ist hier das Thema Bewegung. Körperliche Aktivität ist ohne Zweifel eine der wichtigsten Formen der Gesundheitsprävention. Auch wenn der Begriff »Wunderwaffe« einer der unpassendsten Ausdrücke in der Medizin ist (abgesehen von »Ihre Wartezeit beträgt drei Stunden«), können wir doch sagen, dass Bewegung mit Abstand die wirkungsvollste Form der Selbstfürsorge ist. Folgende positive Effekte wurden wissenschaftlich nachgewiesen:

Bewegung

- erhöht die Muskelmasse und Kraft
- erhöht den Grundumsatz
- hilft beim Abnehmen
- senkt den Ruhepuls
- senkt den Blutdruck
- senkt das »schlechte« Cholesterin (LDL)
- erhöht das »gute« Cholesterin (HDL)
- senkt den Blutzuckerspiegel und hilft bei der Vorbeugung und Behandlung von Diabetes
- erhöht die Sauerstoff- und Blutzufuhr zu den Muskeln und den Arterien des Herzens (Herzkranzgefäße)
- verbessert die allgemeine Herzfunktion
- hilft bei der Vorbeugung und Behandlung von Herzinfarkten und Schlaganfällen
- hilft, die Bildung von Blutgerinnseln zu verhindern

- hilft bei der Vorbeugung und Behandlung von Demenz, einschließlich Alzheimer

Deshalb müssen wir uns mehr bewegen, deshalb fragen Ärzte ständig, wie viel man sich bewegt, und deshalb wird Bewegung zur Krebsprävention und gegen viele Gesundheitsprobleme empfohlen, die von Fettleibigkeit und Diabetes bis hin zu Herz-Kreislauf-Erkrankungen reichen. Eine einfache medizinische Erkenntnis lautet: Wer sich bewegt, schwitzt und pumpt, lebt länger und besser.

Wahrscheinlich haben Sie bereits eine Vorstellung davon, warum Bewegung Ihren Körper auf eine Weise stärkt, wie es nur wenige andere Dinge können. In diesem Kapitel werden wir die lange Liste der Vorzüge von Bewegung ergänzen, indem wir Ihnen zeigen, wie sie sich auf Ihr Lymphsystem auswirkt, wie sie den Lymphfluss ankurbelt und die Gesamtqualität Ihres Lymphsystems verbessert. Wir zeigen Ihnen außerdem, wie Sie sich am besten bewegen, und werfen einen Blick auf die besten lymphfreundlichen Geräte.

Bewegung und Lymphe

Sie wissen, wie die Sportkultur heute funktioniert: schlanker Bauch, Sixpack, straffes Gesäß. Es gibt so viel Gerede und Marketing, das sich um die »attraktiven« Teile des menschlichen Körpers dreht. Und das ist auch gut so, denn in den meisten Fällen ist ein fitter Körper auch ein gesunder, funktionierender Körper.

Auch wenn die meisten von Ihnen Lymphflüssigkeit wahrscheinlich nicht auf derselben Marketing-Ebene sehen wie einen kräftigen Bizeps, geht es beim Sport im Grunde darum, wie Sie Ihr Inneres verändern können. Wir erklären Ihnen, wie Bewegung die Funktion Ihrer Lymphgefäße beeinflusst.

Verbesserung des Lymphflusses

Wie Sie bereits wissen, ist die Geschwindigkeit, mit der Ihre Lymphe fließt, eine wichtige Komponente eines gesunden Körpers. Forschungen haben ergeben, dass Bewegung den Lymphfluss mindestens auf das Dreifache und in manchen Fällen sogar auf das Siebenfache des Ruhewerts erhöht. Das funktioniert nach dem Prinzip »use it or lose it«. Wenn Sie Ihre Muskeln nicht benutzen, zum Beispiel weil ein Arm oder Bein eingegipst ist, verlieren die entsprechenden Muskeln an Größe und Kraft. Muskelkraft wird kontinuierlich aufgebaut, wenn der Muskel arbeitet.

Wenn Sie Sport treiben, erhöhen Sie die Fließgeschwindigkeit Ihrer Lymphe, und das hält die Flüssigkeit nach dem »Use-it-or-lose-it«-Prinzip in Bewegung. Wenn Sie sich nicht regelmäßig bewegen, wird der Fluss Ihrer Gesundheit stagnieren und stillstehen – und dadurch werden alle Körperfunktion verlangsamt und verringert.

Wenn Sie Ihren Körper trainieren, bewegen Sie auch Ihre Lymphe durch Ihren Körper. Der Lymphfluss wird durch die Art und Weise beeinflusst, auf die Ihre Muskeln während des Trainings arbeiten. Während Ihre Lymphflüssigkeit durch die angrenzenden Muskelkontraktionen bewegt wird, verhindern Rückschlagventile in den Röhren Ihres Lymphgefäßsystems, dass die Flüssigkeit zurückfließt. Immer, wenn sich Ihre Muskeln zusammenziehen, schieben sie die Lymphflüssigkeit sanft weiter. Außerdem ist die

Muskelkontraktion eines der besten Mittel, den Druck des Lymphsystems zu kontrollieren, insbesondere des Hauptmuskels des Zwerchfells. Er beeinflusst die größeren zentralen Lymphgefäße, die entlang dieses Muskels verlaufen und die Lymphflüssigkeit zum Herzen zurückführen.

Ausscheidung von Giftstoffen

Einer der Vorteile einer besseren Durchblutung durch mehr Bewegung besteht darin, dass Sie Ihren Körper besser von Giftstoffen befreien können und somit das Risiko von Krankheiten und Beschwerden, die mit diesen Giftstoffen zusammenhängen, verringern.

In einer wissenschaftlichen Studie wurde Probanden eine geringe Dosis eines Endotoxins (E. coli) injiziert. Personen, die sich intensiv bewegten, wiesen niedrigere Werte des daraus resultierenden zirkulierenden Toxins auf als diejenigen, die sich gleich ins Bett legten. Durch die Bewegung wurde das Toxin über die Lymphe abtransportiert. Auch der Schweiß, der bei hartem Training entsteht, transportiert Giftstoffe aus dem Körper, die sonst die Lymphgefäße verstopfen würden.

Stellen Sie sich vor, dass Ihre Lymphe die Funktion eines Straßenkehrers hat: Sie nimmt Ablagerungen aus Ihren Organen, Kanälen und überall dazwischen auf und transportiert sie als Abfallstoffe in verschiedenen Formen aus Ihrem Körper heraus.

Verbesserung der Zirkulation

»Wir sind, was wir essen«, aber wir sind auch das, was wir zirkulieren lassen. Bewegung trägt nicht nur dazu bei, die Nährstoffe dorthin zu bringen, wo sie im Körper gebraucht werden, sondern ermöglicht es auch der Lymphflüssigkeit, die Gesundheit der Arterien und die allgemeine Funktion der Zellen zu optimieren. Neue Forschungsergebnisse haben gezeigt, dass regelmäßige aktive Bewegung in Verbindung mit einer Ernährungsumstellung sogar Atherosklerose rückgängig machen kann. Unter Atherosklerose versteht man die Versteifung unserer Arterien und ihre Verstopfung durch Plaques, zu der es im Alter kommt. Sie kann zu Bluthochdruck, Herzkrankheiten und Schlaganfällen führen.

Sie können Ihre Lebenserwartung um zwei Jahre erhöhen, wenn Sie sich täglich eine Stunde aktiv bewegen. Bei Menschen, die regelmäßig Sport treiben, wurde ein geringeres Auftreten von Krebs, Diabetes, Alzheimer und Arthritis nachgewiesen.

Senkung des Cholesterinspiegels

Körperliches Training senkt den Cholesterinspiegel, besonders das »schlechte« LDL, während es das »gute« (müllwagenähnliche) HDL erhört. Das Training hilft Ihnen, Ihr Gewicht zu reduzieren, was an sich schon das LDL senkt. Aktive Bewegung erhöht den Gehalt an Enzymen, die LDL aus dem Blutkreislauf, den Zellen und den Arterienauskleidungen zur Verarbeitung in die Leber transportieren.

Auf diese Weise wirkt Bewegung wie ein leistungsfähiger Conditioner für das Lymphsystem. Die Rolle des Lymphflusses bei chronisch-degenerativen Erkrankungen wie Atherosklerose wird in den typischen Therapieschemata oft übersehen. Er ist jedoch wichtig für die Beseitigung überschüssiger Fette und toxischer Substanzen in den Arterienwänden, die zu chronischen Entzündungen der Arterien beitragen können. Bewegung hilft, die Lymphgefäße frei, flexibel und optimal offen zu halten.

Es gibt immer mehr wissenschaftliche Belege für die Rolle der Lymphgefäße bei Arteriosklerose, Herzrhythmusstörungen, Herzinfarkten, Herzversagen und einer Vielzahl von Symptomen im Zusammenhang mit chronischer Koronarinsuffizienz. HDL, das aus dem Kanal der Arterie eintritt, verlässt die Arterienwand über die angrenzenden Lymphgefäße, LDL hingegen nicht. HDL dringt fast dreimal so schnell in die Wand ein wie LDL und entfernt dabei das Cholesterin aus dem innersten Teil der Arterie, um es dann über die Lymphgefäße zur Leber zu transportieren, wo es ausgeschieden wird.

Die Lymphflüssigkeit, die in unserem Körper ein größeres Volumen als das Blut hat, wird im Durchschnitt einmal pro Tag vollständig umgewälzt. Die Hälfte unserer Blutfette durchläuft täglich unser Lymphsystem.

Da Bewegung den Lymphfluss auf das Drei- bis Siebenfache oder mehr steigern kann, erhöht sie den Abtransport von Cholesterin und anderen Blutbestandteilen wie Peptiden und Glykoproteinen aus der Arterienwand. Es ist eine einfache Rechnung, wie Sie durch mehr Bewegung die Zirkulation von HDL in Ihrem Blutkreislauf erhöhen und dadurch mehr Cholesterin aus Ihren Arterienwänden lösen können.

Experimente haben gezeigt, dass die Unterbrechung des Lymphflusses mit der Schwere von Herzinfarkten zusammenhängt (schwerere Herzinfarkte, wenn der Lymphfluss unterbrochen ist). Es liegt also auf der Hand, dass ein gesundes Lymphsystem Herzprobleme und Herzrhythmusstörungen verhindern oder minimieren kann.

Energie für Ihr Gehirn

Ihr Gehirn ist wahrscheinlich gerade dabei, eine Entscheidung darüber zu treffen, wie Sie das Training angehen wollen. Was Ihr Gehirn entscheidet, wird Ihr Körper befolgen. Und das ist auch gut so, denn Bewegung hilft auch Ihrem Gehirn in vielerlei Hinsicht. Zum Beispiel hebt es die Stimmung, indem es die hormonelle Aktivität verändert. Haben Sie schon einmal vom »Läuferhoch« oder »Runner's High« gehört? Außerdem verändert es auch die Strukturen im Gehirn. Es gibt Hinweise darauf, dass es hilft, altersbedingten Gedächtnisverlust zu verhindern. Kürzlich wurden sogar Lymphkanäle im Gehirn selbst gefunden.

Eine der Möglichkeiten, mit aktiver Bewegung die Gehirnfunktion zu unterstützen, ist der erhöhte Lymphfluss im und vom Gehirn selbst. Das Hochgefühl, das Sie nach einer sportlichen Betätigung empfinden, ist auf mehrere Faktoren zurückzuführen: Die Endorphinmenge wird erhöht. Endorphine sind natürlichen Opiate, die hundertmal wirksamer Schmerzen lindern als Morphium, aber nicht ins Gehirn gelangen. Das Endocannabinoid-System wird auf natürliche Weise aktiviert. Es handelt sich dabei um die gleichen Rezeptoren, die durch Marihuana aktiviert werden, aber ohne die Schwierigkeiten mit dem Kurzzeitgedächtnis und die langfristigen negativen Auswirkungen auf das Gehirn, die bei der Einnahme dieser Droge auftreten. Eine fettlösliche Substanz namens Anandamid, die nach einer sportlichen Betätigung in erhöhter Konzentration im Blut vorhanden ist, gelangt ins Gehirn. Das Hochgefühl, das Sie beim Training empfinden, sowie die Verringerung von Schmerzen und Angstzuständen können den ganzen Tag anhalten, ohne dass Nebenwirkungen und Absturzsymptome wie nach dem Konsum von Marihuana auftreten.

Körperliches Training fördert nachweislich das Gedächtnis, einschließlich des Arbeitsgedächtnisses (Erinnerung an jüngste Ereignisse), des räumlichen Gedächtnisses (Erinnerung an Richtungen und zum Beispiel den Weg beim Autofahren) sowie des Langzeitgedächtnisses (Erinnerung an Wissen, das man in Worte fassen kann). Wenn Sie regelmäßig trainieren, wachsen mehr Gehirnzellen, ein Prozess, der Neurogenese genannt wird. Früher glaubte man, dass die Anzahl der Gehirnzellen im Laufe des Lebens gleich bleibt, aber in letzter Zeit wurden viele Faktoren gefunden, die dazu beitragen können, dass mehr Gehirnzellen wachsen, was die kognitiven Fähigkeiten verbessert und die Genesung nach einem Schlaganfall unterstützt.

Selbst wenn Sie mit Krankheiten verbundenen Gene in sich tragen, kann aktives Training dazu beitragen, die Art und Weise, auf die ein Gen in Erscheinung tritt, zu verändern. Die Epigenetik konnte zeigen, dass Bewegung unseren Zellen helfen kann, die Auswirkungen einer biologischen Vererbung sowie die Folgen des Alterns zu verhindern und umzukehren. Außerdem hat sie gezeigt, dass die Ernährung und der Lebensstil die Genexpression verändern können. Das bedeutet, dass das Verhalten einen Einfluss auf die exprimierten Proteine und Peptide haben kann, die Botschaften durch die Lymphbahnen senden. Daraus folgt: Wir haben einen gewissen Einfluss auf den Lymphfluss, der die Art und Weise, auf die unsere Gene in Erscheinung treten, verändern kann.

Lymphstimulierendes Training

Eines der größten Probleme unserer Gesellschaft ist zweifellos, dass wir mehr Zeit auf unserem Hintern verbringen, als wir mit ihm arbeiten. »Sitzen ist das neue Rauchen« ist heutzutage eine gängige Redeweise in medizinischen Kreisen, denn mit sitzenden Tätigkeiten, zum Beispiel am Schreibtisch, während des Autofahrens oder vor Bildschirmen, sind Gesundheitsgefahren verbunden. Das Risiko, vorzeitig zu altern und in jüngeren Jahren zu sterben, wird durch die Stunden, die wir am Tag sitzen, erhöht. Ein Grund dafür ist der schlechte Durchfluss der Lymphflüssigkeit. Eine Harvard-Studie ergab, dass man sein Leben um zwei Jahre verlängern kann, wenn man die Zeit, die man im Sitzen verbringt, auf weniger als drei Stunden pro Tag reduziert. Ein Schreibtisch mit Laufband, eine Kombination aus Gymnastikball und Stuhl oder einfach nur jede halbe Stunde aufzustehen und sich ein wenig zu strecken können helfen. Aber aktive Bewegung, mindestens dreimal pro Woche eine halbe Stunde, bietet den besten Schutz.

Die Grundlage eines jeden Gesundheitsplans ist es also, sich zu bewegen. Idealerweise sollten Sie sich an mindestens drei Tagen pro Woche mindestens 30 Minuten lang bewegen; mehr ist natürlich gut, wenn Sie das schaffen. Bevor Sie loslegen, sollten Sie folgende Dinge beachten:

- Lassen Sie sich jedes Trainingsprogramm, bevor Sie beginnen, von einer Ärztin oder einem Physiotherapeuten genehmigen. Und gehen Sie auch weiterhin zur Kontrolle. Wenn Sie viel sitzen, über 40 Jahre alt sind oder wenn in Ihrer Familie Herzkrankheiten aufgetreten sind, sollten Sie vor Beginn einer moderaten körperlichen

Betätigung einen Stresstest Ihres Herzens durchführen zu lassen, um eine stille koronare Herzkrankheit auszuschließen.

- Beginnen Sie langsam und unter Aufsicht. Es ist bekannt, dass Menschen, die von einem Arzt zu sportlicher Betätigung ermutigt werden, sich eher an die Regeln halten. Versuchen Sie, einen Gesundheitsdienstleister zu finden, der mit den Vorteilen von Bewegung vertraut ist. Vermeiden Sie extremes Training, denn es erhöht den oxidativen Stress (schädliche Auswirkungen des Sauerstoffmangels) und verringert den Gehalt an Antioxidantien und dem Coenzym Q10 im Körper. Ein guter Herz-Kreislauf-Tonus erfordert nur etwa dreißig Minuten tägliches Gehen mit 2,5 bis 6,5 Kilometer pro Stunde.
- Wenn Sie sich vorher nicht sportlich betätigt haben, machen Sie es sich zur Gewohnheit, jede halbe Stunde aufzustehen und sich zu bewegen. Gehen Sie umher, dehnen Sie sich und atmen Sie. Machen Sie ein paar Hampelmänner und Liegestütze an der Wand, um sicherzustellen, dass Ihre weißen Blutkörperchen dorthin gelangen, wo sie für ihre wichtige Arbeit benötigt werden.
- Wenn Sie eine schwere Krankheit hatten, zum Beispiel eine schwere Herzerkrankung, oder wenn Sie körperliche Schwierigkeiten haben, sich zu bewegen, sollten Sie zu Beginn nur fünf Minuten täglich gehen. Sie können sich auf einen Stuhl setzen und Ihre Beine trainieren, indem Sie auf der Stelle marschieren. Allmählich können Sie dann zum aufrechten Gehen mit Unterstützung übergehen. Steigern Sie die Bewegung, wenn Sie spüren, dass sie Ihnen guttut. Stehen Sie während des Fernsehens auf, strecken Sie sich und gehen Sie zum Beispiel während der Werbung oder zumindest alle halbe Stunde oder wann immer es passt etwas umher.
- Machen Sie einen Spaziergang vor dem Essen. Er kann die schädlichen Auswirkungen fettreicher Mahlzeiten ausgleichen und die Triglyceridwerte im Blut um 25 Prozent senken. Triglyceride sind Fette, die mit der Menge an Zucker zusammenhängen, die man isst; zu hohe Werte können zu Herzerkrankungen führen.
- Das Wichtigste beim Sport ist die Regelmäßigkeit. Wenn Sie sich morgens etwas Zeit nehmen können, ist die Wahrscheinlichkeit geringer, dass Sie gestört werden. Geht das nicht, können Sie Ihr Training zu Hause durchführen oder nach der Arbeit ins Fitnessstudio gehen. Warten Sie mindestens eine Stunde nach dem Essen und trainieren Sie nicht zu kurz vor dem Schlafengehen.

Wenn Sie Ihre Fitness langsam gesteigert haben oder wenn Sie körperlich schon ein anstrengenderes Training durchhalten können, können Sie eine der folgenden vier Methoden ausprobieren. Denken Sie daran, dass jede Art von Bewegung Ihrer Lymphe hilft, weil die Muskelkontraktionen die Bewegung der Flüssigkeit unterstützen. Im Kapitel »Sanfter Fluss« (Seite 95) werden wir ausführlich auf Yoga eingehen, weil es den Lymphfluss besonders gut unterstützt.

Kardiotraining

Während des Kardiotrainings erhöht sich die Herzfrequenz.

Aktivitäten: schnelles Gehen, Joggen, Radfahren, Tennis, Tanzen, Crosstrainer, Laufband, Treppensteigen, Sport in der Gruppe und Schwimmen

So geht's: Suchen Sie sich eine Bewegungsart aus, die Ihnen zusagt. Machen Sie sie in einem Tempo, das Ihre Herzfrequenz erhöht. Sie sollten ins Schwitzen kommen, aber nicht so intensiv, dass Sie das Tempo nicht etwa 20 Minuten halten können. Wir empfehlen für den Anfang 30 Minuten dreimal pro Woche. Wenn es für Sie besser ist, können Sie diese 30 Minuten auch noch unterteilen.

Was bringt's? Kardiotraining trägt zur Vorbeugung und Behandlung von Herzkrankheiten, Schlaganfällen, Diabetes, Fettleibigkeit, Depressionen, Alzheimer und anderen Formen der Demenz bei und kann sogar bei der Prävention und Behandlung von Krebs helfen. Zügiges Gehen von mindestens drei Stunden pro Woche senkte bei 20 bis 30 Prozent der Frauen, die an der Harvard Nurse's Study teilnahmen, das Risiko für koronare Ereignisse (Herzinfarkt oder Tod durch koronare Erkrankungen) und kommt damit anderen, anstrengenderen Sportarten gleich. Untersuchungen in den Vereinigten Staaten und Japan haben gezeigt, dass die Sterblichkeit und die Komplikationen bei koronaren Herzkrankheiten bei Betroffenen, die regelmäßig zu Fuß gingen, halb so hoch waren wie bei Betroffenen, die dies nicht taten. Eine Studie ergab, dass selbst ein geringes Maß an Bewegung für Senioren von Vorteil ist. Eine Gruppe von 700 nicht rauchenden Männern im Alter von 61 bis 81 Jahren wurde zwölf Jahre lang beobachtet. Die Sterblichkeitsrate derjenigen, die weniger als 1,6 Kilometer pro Tag zu Fuß gingen, war fast doppelt so hoch wie die derjenigen, die mehr als 3,2 Kilometer pro Tag gingen.

Der Weg zum Erfolg

- Bewegen Sie sich in einer Gruppe oder suchen Sie sich einen Laufpartner oder eine Laufpartnerin. Sie können auch an einer Gruppenaktivität teilnehmen, zum Beispiel Indoor-Cycling. Die Gemeinschaft kann Ihnen helfen, Ihren Vorsatz, regelmäßig Sport zu treiben, einzuhalten.
- Wählen Sie das, was Ihnen am meisten Spaß macht, und nicht das, was Sie für das Beste halten. Wenn Sie zum Beispiel wenig Zeit haben, eignet sich zügiges Gehen am besten, da Sie keine Ausrüstung benötigen.
- Akzeptieren Sie Ihre Einschränkungen. Wenn Ihre Gelenke schmerzen, fällt Ihnen vielleicht sogar das Gehen schwer. Versuchen Sie zu schwimmen, um die Schmerzen zu lindern.

Achtung: Bewegung im Freien hat den zusätzlichen Vorteil, dass Sie mehr Sauerstoff einatmen. Aber Vorsicht beim Schneeschaufeln und anderen winterlichen Herausforderungen: Sie erhöhen das Risiko eines Herzinfarkts, weil Ihre Flüssigkeiten in der Kälte nicht so gut zirkulieren können. Blut- und Lymphgefäße verengen sich nämlich bei kaltem Wetter.

Lust auf etwas Neues? Pilates umfasst eine Reihe von aktiven Muskelbewegungen, die einige Elemente des Krafttrainings (Seite 92) mit den Vorteilen des Ausdauertrainings kombinieren. Sie können es über das Internet kostenlos erlernen; stellen Sie nur sicher, dass Sie, wie bei allen Übungen, langsam und behutsam beginnen, damit Ihre Muskeln durch die neuen Bewegungen nicht zu sehr beansprucht werden.

Krafttraining

Krafttraining besteht aus Bewegungen, die die Muskeln beanspruchen.

Aktivitäten: Übungen, bei denen Sie drücken und ziehen. Dabei helfen Gewichte, Bänder und sogar Ihr eigenes Körpergewicht.

So geht's: Wählen Sie drei oder vier Übungen aus, zum Beispiel Kniebeugen, Ausfallschritte usw., und führen Sie jeweils zehn oder zwölf Wiederholungen aus. Sie können all diese Bewegungen mit Hanteln oder Widerstandsbändern oder sogar ganz ohne Gewichte durchführen, indem Sie Ihr eigenes Körpergewicht senken und heben. Im Internet finden Sie eine Vielzahl von Übungen für Anfänger und Fortgeschrittene.

Was bringt's? Gut trainierte Muskeln helfen, die Lymphflüssigkeit zu transportieren. Gewichte heben hilft, die Muskelmasse zu erhalten, Osteoporose vorzubeugen und zu behandeln, den Stoffwechsel zu optimieren und Fettleibigkeit vorzubeugen.

Der Weg zum Erfolg Wenn Sie gerade erst mit dem Krafttraining anfangen, probieren Sie Folgendes aus:

- Schnallen Sie sich Gewichte an die Hand- und Fußgelenke, während Sie Ihr tägliches Kardiotraining absolvieren.
- Schon Sit-ups und Liegestütze können ein gutes Krafttraining sein, besonders für Anfänger oder Reisende, weil keine Geräte benötigt werden. Liegestütze an der Wand sind sehr einfach: Legen Sie einfach Ihre Hände an eine Wand und machen Sie einen Liegestütz. Sie machen ihn dann vertikal statt horizontal.
- Trainieren Sie mit einem Freund oder einer Freundin, vorzugsweise mit jemandem, der sich auskennt. Das hilft nicht nur, die Motivation zu steigern, sondern auch die Technik zu verbessern und Ideen für neue Übungen zu sammeln.
- Als Gewichte lassen sich auch mit Wasser oder Sand gefüllte Flaschen oder Krüge mit Henkeln verwenden.

Lust auf etwas Neues? Mit Widerstandsbändern können Sie eine Vielzahl von Übungen machen und Ihren ganzen Körper trainieren. Kaufen Sie sich am besten ein ganzes Set, denn die Bänder sind mit verschiedenen Widerständen erhältlich, sodass Sie mit zunehmender Kraft stärkere wählen können.

Hochintensives Intervalltraining (HIIT)

Das HIIT-Training ist ein Ausdauertraining mit höherer Intensität.

Aktivitäten: Sie können jede der oben genannten Kardio-Übungen machen, jedoch mit höherer Intensität in kurzen Zeitabschnitten und niedrigerer Intensität zur Erholung dazwischen.

So geht's: Hochintensives Intervalltraining (manchmal auch nur Intervalltraining genannt) ist eine Trainingsmethode mit schnellen Belastungsphasen von ein bis drei Minuten, die sich mit längeren, langsameren Erholungsphasen abwechseln. Der übliche Ablauf besteht aus Aufwärmen, dann einigen Sekunden lang Training mit hoher Intensität und maximaler Leistung und anschließend einigen Minuten Erholung. Sie können die Dauer der hohen Intensität allmählich erhöhen, aber immer gefolgt von einer vollständigen Erholung zurück zu Ihrem üblichen Trainingstempo. Die gesamte Trainingseinheit kann anfangs einige Minuten dauern und sich dann langsam auf 20 bis 30 Minuten steigern.

Was bringt's? Es hat sich gezeigt, dass diese Methode den Körper am schnellsten und effektivsten trainiert. Und die hohe Intensität ist ideal, um die Lymphe zu bewegen.

Der Weg zum Erfolg: Sie sollten eine gute Kondition haben, bevor Sie mit dem HIIT-Training beginnen. Wählen Sie eine Aktivität, die Ihnen Spaß macht, und achten Sie darauf, dass Sie genügend Zeit zur Erholung haben.

Achtung:

- HIIT-Training sollte nicht durchgeführt werden, wenn eine Krankheit bekannt ist.
- Es wird empfohlen, es nur nach Absprache mit einem Arzt und unter Anleitung einer erfahrenen Trainerin zu beginnen.
- Achten Sie immer darauf, das Training nicht zu übertreiben. Gehen Sie nach einer kurzen intensiven Phase zu anderen Formen des Trainings über.

Lust auf etwas Neues? Gruppenkurse können die Intensität erhöhen, wenn sie Kardio- und Krafttraining in einem hochintensiven Training kombinieren. Auch andere Sportarten wie Tennis oder Basketball sind Formen des HIIT.

Springen auf dem Trampolin

Auf einem kleinen Trampolin (Rebounder) können Sie zu Hause Sprungbewegungen üben.

Aktivitäten: Springen auf einem kleinen Trampolin

So geht's: Schon ein paar Minuten können von Vorteil sein. Übertreiben Sie es nicht, sondern gewöhnen Sie sich vorsichtig an diese Art von Bewegung. Beginnen Sie mit ein paar Minuten und springen Sie dann täglich fünf bis zehn Minuten.

Was bringt's? Das Springen auf einem kleinen Trampolin ist eine Übung, die besonders gut für das Lymphsystem geeignet ist und den Vorteil hat, dass Sie sie zu Hause oder im Büro machen können. Es bringt nicht nur zusätzlichen Spaß in Ihr Trainingsprogramm, sondern sorgt auch dafür, dass Ihre Flüssigkeiten durch die Schwerkraft einen zusätzlichen Schub und Zug erhalten. Schätzungen zufolge wird der Lymphfluss um das 15- bis 40-Fache erhöht. Laut einer NASA-Studie verbrennt das Springen auf einem Trampolin 68 Prozent mehr Kalorien als Joggen.

Der Weg zum Erfolg Wenn Sie ein Trampolin kaufen, sollten Sie folgende Dinge beachten:

- Einige kleine Trampoline sind mit einer Stange versehen, an der Sie sich beim Hüpfen festhalten können, was besonders für Anfänger und ältere Menschen hilfreich ist.

- Beginnen Sie in Ihrem eigenen Tempo und bauen Sie nach und nach mehr Bewegungen ein.
- Versuchen Sie es gar nicht erst mit Laufen oder Hampelmännern, wenn Sie ein schlechtes Gleichgewichtsgefühl haben oder in irgendeiner Weise behindert sind. Sie können trotzdem von einem Trampolin profitieren, indem Sie darauf sitzen und auf und ab hüpfen.
- Sie können sich auch auf einen Stuhl setzen, Ihre Füße auf das Trampolin stellen und auf diese Weise mit dem Hüpfen beginnen.

Lust auf etwas Neues?

- Wenn Sie sich an Ihr Trampolin gewöhnt haben, können Sie versuchen, auf der Stelle zu laufen.
- Eine größere Herausforderung ist es, Hampelmänner zu machen, während Sie auf dem Trampolin stehen. Beginnen Sie zum Beispiel mit gestreckten Armen und geschlossenen Beinen, springen Sie hoch und kommen Sie mit gespreizten Beinen und Armen über dem Kopf wieder herunter. Im Laufe mehrerer Wochen können Sie die Anzahl der Sprünge erhöhen.
- Durch Gewichte an Hand- und Fußgelenken oder die Verwendung von Hanteln, Kugelhanteln oder eines Medizinballs können Sie Ihre Sprungkraft und Ihre allgemeine Kondition verbessern.
- Streben Sie an, täglich hundert Hampelmänner in etwa fünf Minuten zu machen.

Wenn Sie geschickter werden, können Sie HIIT in Ihr Trampolin-Training einbauen.

Sanfter Fluss

Auch Yoga, Stressmanagement, Massage und Entspannung verbessern Ihren Lymphfluss.

Wenn es um Yoga geht, können Sie sich in eine von drei Gruppen einordnen:

1. Sie sehen Menschen, die sich biegen, drehen, strecken und »verknoten«, und denken: »Auf keinen Fall wird mein Körper in der Lage sein, so etwas zu tun.«
2. Sie haben wahrscheinlich von den vielen Vorteilen von Yoga gehört, denken aber, dass Sie keine Zeit haben (oder zu sehr Typ A sind), um so ein- und auszuatmen.
3. Sie praktizieren bereits regelmäßig Yoga, weil Sie wissen, wie viel besser Sie sich dabei fühlen.

Wenn Sie zur letzteren Gruppe gehören, müssen wir Ihnen Yoga nicht schmackhaft machen. Sie kennen – und spüren – bereits die vielen gesundheitlichen Vorteile einer der ältesten Formen der Selbstfürsorge der Welt.

Aber auch wenn Sie Yoga bisher zu langsam, zu schwer oder zu verwirrend finden, sollten Sie es ausprobieren, weil Ihr Lymphsystem Yoga so sehr lieben wird wie ein Welpe die auf dem Boden liegenden Turnschuhe. Im letzten Kapitel haben wir erläutert, warum Sport Ihrem Lymphsystem hilft, und Sie haben sicherlich verstanden, dass diese intensiven Übungen dazu beitragen, Ihre Lymphe im Fluss und gesund zu halten. Yoga funktioniert auf ähnliche (und doch entgegengesetzte) Weise, indem es die Flüssigkeit sanft zum Zirkulieren bringt. Und wie Sie inzwischen wissen, ist das für die Verbesserung der Gesamtfunktion der Lymphe unerlässlich.

Aber jetzt kommt der Clou: Yoga ist wahrscheinlich die anpassungsfähigste aller Übungsformen, denn Sie können die Übungen so gestalten, wie es Ihrem Körper und dem eigenen Zeitplan entspricht. Wie das?

- Sie brauchen keine teure Ausrüstung, nur bequeme, lockere Kleidung und eine Matte.
- Sie müssen nicht Mitglied in einem Fitness- oder Yogastudio sein (obwohl

es schön sein kann, in Gemeinschaft zu trainieren).

- Sie brauchen nicht viel Platz, sondern nur einen Ort, an dem Sie sich vollständig hinlegen und aufrecht stehen können.
- Sie brauchen nicht viel Zeit. Selbst ein paar Minuten am Tag sind besser als gar nichts.

Und um vielleicht eine Ihrer größten Sorgen zu zerstreuen: Selbst wenn Ihre Kniesehnen so flexibel wie eine Eiche sind oder Sie sich nicht vorstellen können, wie sich Körperteil A über Körperteil B strecken kann, ist das in Ordnung. Egal, auf welchem Niveau Sie sich befinden: Vom Anfänger bis zum Yogameister ist alles möglich – Sie können von der Yogapraxis profitieren. Selbst wenn das Einzige, was Sie jemals gedehnt haben, ein T-Shirt ist, das im Trockner geschrumpft ist, können Sie an Ihrem Körper arbeiten, auch wenn er auf den ersten Blick eingerostet erscheint.

Wenn Sie also über Ihre allgemeine Gesundheit und die allgemeine Funktion Ihres Lymphsystems nachdenken, um Krankheiten vorzubeugen und Ihre Lebenserwartung zu erhöhen, sollten Sie Yoga in diese Überlegungen mit einbeziehen.

Wie hilft Yoga der Lymphe?

Im Kapitel »Schneller Fluss« (Seite 85) haben wir erläutert, wie aktive Bewegung dabei hilft, die Lymphe durch den Körper zu schieben und zu ziehen. Es ging sozusagen um das Schnaufen und Keuchen. Der Yin-Yang-Ansatz bei Yoga ist wichtig, weil Yoga – in seinem sanften, klassischen Stil – im Gegensatz zu den aktiven Übungen steht und zu anderen Ergebnissen sowie körperlichen und geistigen Vorteilen führt.

Wie Sie sich wahrscheinlich erinnern, verfügt das Lymphsystem im Gegensatz zum Blutkreislauf, bei dem das Herz das Blut durch den gesamten Körper pumpt, nicht über einen zentralen Motor oder eine Pumpe. Da das Lymphsystem jedoch durch Druck und einen »Hinein-und-heraus-Rhythmus« funktioniert, braucht es etwas, das die Pumpe ersetzt und die Lymphflüssigkeit ständig antreibt.

Eine wichtige Druckpumpe ist die tiefe, zwerchfellgesteuerte Atmung. Deshalb sind Yoga-Dehnungen, tiefe Atemübungen, Entspannungstechniken und Meditation so wichtig für einen gesunden Lymphfluss. Ein wichtiger Teil all dieser Übungen ist die tiefe Zwerchfellatmung.

Richtig atmen

Die meisten Menschen praktizieren die tiefe Zwerchfellatmung nicht richtig, es sei denn, sie beschäftigen sich aktiv mit dieser Art der Atmung bei den genannten Übungen. Selbst wenn jemand glaubt, tief zu atmen, handelt es sich wahrscheinlich eher um einen flachen Atemzug, bei dem das Zwerchfell nicht wirklich einbezogen wird.

Wir zeigen Ihnen nicht nur, wie Yoga biologisch funktioniert, sondern auch, wie Sie richtig tief atmen können, und erklären die Physiologie aller empfohlenen Yogastellungen und Tiefendehnungen, von Tiefenentspannung und Meditation.

Vielleicht leben Sie ein schnelles Leben und haben kaum Zeit, um innezuhalten und an Ihrem Glas Rosé zu riechen. Dann fragen Sie sich wahrscheinlich, wie Sie noch langsamer werden können. Aber wenn Sie erkennen, dass langsame Bewegung genauso wichtig für die Gesundheit Ihrer Lymphe ist wie schnelle Bewegung, werden Sie sicher einige der von uns vorgestellten Übungen ausprobieren.

Muskeln und Yoga: Wie funktioniert das?

Wenn Ihre Muskeln ein Mantra hätten, dann vielleicht dieses: »Was uns nicht umbringt, macht uns stärker.« Anatomisch gesehen ist das eine der Arten, wie sie funktionieren. Wenn die Muskeln unter Stress stehen – wie es der Fall ist, wenn Sie etwas heben, egal ob ein Gewicht oder Ihr eigenes Körpergewicht –, brechen ihre Strukturen zusammen und werden auseinandergerissen. Ihr Körper weiß das, repariert den Schaden und baut sie besser und stärker wieder auf, in der Erwartung, dass Sie den Schaden wieder anrichten werden. Durch diesen Prozess werden die wichtigen Muskeln in unserem Körper immer wieder aufgebaut.

Werfen wir einen Blick durch ein Mikroskop in das Innere eines Muskels. In unseren Muskeln befinden sich Rezeptoren, die Golgi-Körperchen genannt werden. Der Name hört sich so an, als gehörten sie eher in ein Kunstmuseum, aber sie erfüllen einen wichtigen Zweck im Muskel. Wenn der Muskel schnell bewegt wird, wie es bei den im vorigen Kapitel besprochenen aktiven Übungen der Fall ist, senden die Golgi-Körperchen die Signale zur Anspannung und Verkürzung der Muskeln. Durch diese Muskelaktivität entsteht der Tonus (daher der Begriff »Muskeltonus«). Dadurch werden die Muskeln gestärkt und sind bereit, das nächste Gewicht oder ein quirliges Kleinkind zu heben. Wir brauchen den Tonus für die Kraft, den Stoffwechsel und den Lymphfluss.

Yoga hingegen sendet im Wesentlichen ein »Halt die Klappe« an die Golgi-Körperchen, sodass sie nicht aktiviert werden. Das liegt daran, dass die Bewegungen des klassischen Yoga langsam ausgeführt werden. Dabei werden die Muskeln nicht verkürzt und angespannt, sondern verlängert und gelockert. Das führt dazu, dass Sie sich nach einer Yogastunde entspannt fühlen, ähnlich wie nach einer Massage.

Was hat das mit der Lymphe zu tun?

Die Muskelbewegung treibt die Lymphe voran, indem sie sie durch die Lymphkanäle drückt. Aber die Lymphe trägt auch dazu bei, dass sich die Muskeln entspannen können, und zwar mit Hilfe der durch die Yogaübungen freigesetzten Entspannungshormone. Diese Entspannung ist wichtig, weil sie den Lymphfluss unterstützt, dem die zentrale Pumpe fehlt. Außerdem drängen die verschiedenen Körperpositionen die Flüssigkeit in verschiedene Richtungen. Durch die Schwerkraft werden die Auf- und Abwärtsbewegungen der Lymphe unterstützt, die für eine optimale Wirkung erforderlich sind.

Wenn Sie sich entspannen und sich dadurch auch Ihre Muskeln entspannen, hat Ihre Lymphflüssigkeit mehr Platz zum Fließen. Das ist eine direkte Auswirkung der Muskelentspannung, aber auch der Tatsache geschuldet, dass die Entspannung positive physiologische Auswirkungen auf Ihr Nerven- und Hormonsystem hat, die Ihre Lymphgefäße direkt erweitern. Je größer diese Gefäße sind, desto mehr lässt sich dadurch transportieren.

Das lässt sich mit dem Verkehr auf einer Autobahn vergleichen. Wenn eine stark befahrene Autobahn aufgrund von Bauarbeiten von drei auf eine Spur verengt wird, kommt alles zum Stillstand. Die Fahrzeuge von den drei Spuren versuchen, Platz auf der einen zu finden. Wenn es dann aber von der einen wieder auf drei Spuren geht, löst sich der Stau auf und der Verkehr fließt wieder. Yoga gibt die Fahrspuren frei, sodass sich die Lymphe frei und schnell bewegen kann.

Es ist wissenschaftlich erwiesen, dass aktive Bewegung den Lymphfluss steigert, indem sie die Lymphgefäße erweitert und die Flüssigkeit durch die Muskelkontraktion und -entspannung in der Nähe der Lymphkanäle besser vorwärts pumpt. Nachdem die Lymphflüssigkeit nach vorn gepresst wurde, verhindern die in den Lymphgefäßen befindlichen Rückschlagventile, dass sie zurückfließt. Das geschieht bei mindestens zwanzig Minuten Bewegung. Yoga hat den zusätzlichen Vorteil, dass die Lymphe durch die Dehnungen im ganzen Körper bewegt wird und nicht nur, wie bei den aktiven Übungen, in Armen, Beinen, dem Herzen und der Lunge.

Yoga als Stressbewältiger

Wenn Sie das Wort »Stress« aussprechen, sehen Sie möglicherweise rot. Das liegt daran, dass Stress mit all den Dingen assoziiert wird, die uns Angst machen, von Abgabeterminen über lange To-do-Listen bis hin zu finanziellen Problemen oder belanglosem Ärger, weil der Barista zwei statt drei Espressi einschenkt.

Wenn wir aber die moderne Bedeutung des Wortes »Stress« außer Acht lassen und darüber nachdenken, was das Wort im ursprünglichen Kontext der Medizin bedeutete, ergibt sich ein ganz anderes Bild. Der Begriff »Stress« wurde erstmals verwendet, um die Aktion und Reaktion auf eine Veränderung im menschlichen Körper zu beschreiben. Ein interessanter Gedanke. Jedes Mal, wenn Sie etwas essen (eine Karotte oder einen Karottenkuchen), bedeutet das Stress, denn Ihr Körper macht eine Veränderung durch und reagiert darauf (bei diesen beiden Lebensmitteln natürlich sehr unterschiedlich). Ein Virus ist Stress (wahrscheinlich schlechter), aber auch Sport ist Stress (wahrscheinlich guter, es sei denn, Sie laufen von einem Tatort weg).

Technisch und medizinisch ausgedrückt, löst ein Stress – insbesondere ein problematischer – die Reaktion Abwarten, Kämpfen oder Fliehen aus. Entweder man verlässt die Situation (Flucht), geht auf sie ein (Kampf) oder man bleibt stehen, bewertet die Situation und entscheidet, was zu tun ist (Abwarten). So reagiert unser Körper auf jede körperliche oder geistige Veränderung. Denken Sie an Ihre täglichen Stressfaktoren: Entweder Sie lassen sie zu, gehen damit um oder nehmen sich Zeit, um zu entscheiden, was zu tun ist.

Diese Reaktion wird durch das sympathische Nervensystem ausgelöst. Es besteht aus einer Gruppe von Nerven, die sich entlang der Wirbelsäule im mittleren Rückenbereich befinden, mit den Nebennieren verbunden sind und die Ausschüttung des Hormons Adrenalin regulieren. Adrenalin sorgt dafür, dass wir bereit sind, Dinge zu bewerten.

Stellen Sie sich vor, Ihr Körper befindet sich in einer biologischen Waschmaschine, in der er hin- und herbewegt und geschleudert wird, während all der Schmutz und Dreck mit dem Waschmittel vermischt wird. Es ist wichtig, die Auswirkungen von Stress zu reduzieren, denn Stress fördert Entzündungen, unterdrückt Ihr Immunsystem und verursacht Schlafmangel. Das Ergebnis: Ihr Körper ist in einem chaotischen Zustand, einer Mischung aus guten und schmutzigen Dingen. Wenn Sie die Waschmaschine aufmachen, bevor sie fertig ist, können Sie die biologischen Veränderungen sehen.

Im Kontext eines evolutionären Kampfes gibt es sehr gute Gründe dafür, dass all die Dinge passieren, die Sie auf der Abbildung (Seite 100) sehen: Ihre Muskeln und Ihr Herz müssen auf einen Kampf vorbereitet sein, damit Sie aktiv und einsatzbereit sind. Ihre Pupillen weiten sich, damit Sie den Feind besser sehen können. Ihre Blutplättchen werden klebrig, damit Sie nicht so stark bluten, falls Sie von einem gut geworfenen Speer getroffen werden.

Der Nachteil ist, dass all diese Stressreaktionen heutzutage nicht mehr benötigt werden, um Sie vor den Blicken zu schützen, die Ihr Chef auf Sie wirft. Stattdessen tragen sie zu chronischen Krankheiten bei, weil chronisch erhöhter Bluthochdruck das Kreislaufsystem schädigt, ständig vorhandene Stresshormone das Risiko für Bauchfett, Entzündungen und andere Probleme erhöhen.

Was für Ihren Körper in kurzfristigen Stresssituationen notwendig war, schadet Ihnen, wenn der Stress lange anhält. Zusätzlich verengen diese Stressoren die Kanäle des Lymphsystems durch die Aktivierung der sympathetischen Nerven und den Anstieg von Adrenalin und Cortisol.

Yoga – als Hilfe zur Bekämpfung von modernem Stress – löst die entgegengesetzte Reaktion im Nervensystem aus. Es aktiviert den Parasympathikus, der seinen Ursprung im Vagusnerv im Gehirn hat, und die parasympathischen Nerven, die sich entlang der Wirbelsäule im Nacken und im unteren Rücken befinden.

Diese Aktivierung führt zu einer so genannten Entspannungsreaktion, die man auch als »Pflegen und Reparieren« oder »Ausruhen und Verdauen« bezeichnen könnte. Es geht hier also nicht darum, Stress zu beseitigen. Stress ist schließlich nichts, was sich vermeiden lässt. Abgesehen davon, dass er unvermeidlich ist, ist Stress – wie bereits erwähnt – eine medizinische und biologische Situation: Unser Körper reagiert damit auf Veränderungen. Der Stress soll unserem Körper helfen, mit den Stressauslösern umzugehen, zum Beispiel, indem er uns zum Handeln auffordert, um eine Frist einzuhalten.

Der Lösung des Problems liegt in unserer Reaktion: Wir müssen die große Angst in den Griff bekommen, die Kanäle entspannen, damit die Lymphe fließen kann, und unsere Körpersysteme zur Ruhe kommen lassen. Das ist einer der Schlüssel zu einer besseren Gesundheit und Stressbewältigung – und Yoga kann uns dabei helfen.

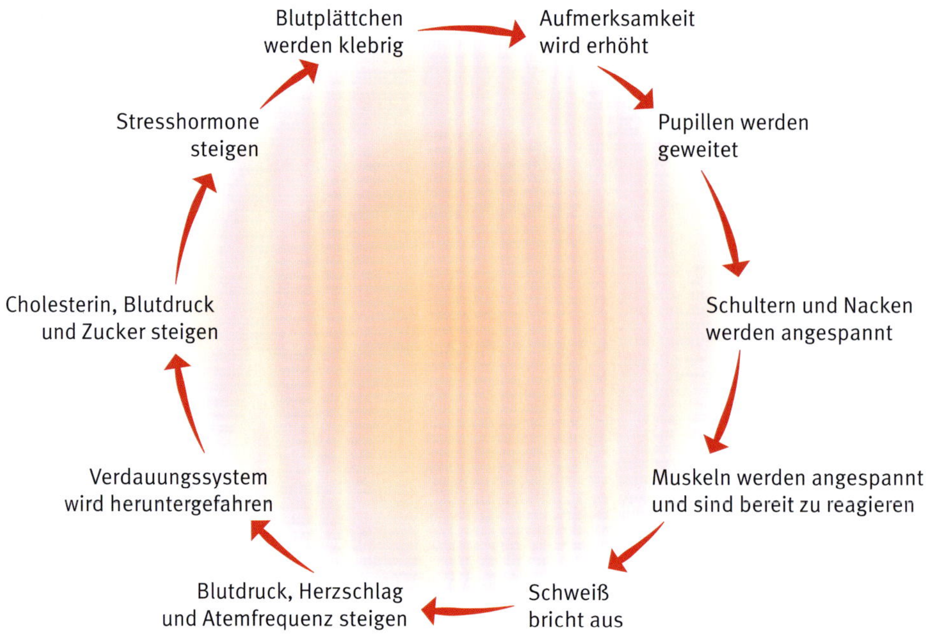

Stress löst verschiedene biologische Veränderungen im Körper aus.

Yoga für die Lymphe: Eine Einführung

Obwohl sanftes Yoga im Allgemeinen recht sicher ist, sollten Sie, bevor Sie die Yoga-Empfehlungen in diesem Buch ausprobieren, unbedingt das Einverständnis Ihres Arztes oder Ihrer Ärztin einholen. Beachten Sie außerdem die folgenden allgemeinen Vorsichtsmaßnahmen:

- Gehen Sie nur halb so weit, wie Sie glauben, dass Sie gehen können.
- Achten Sie auf Ihren Körper.
- Wenn Sie sich anstrengen, verlieren Sie den Entspannungseffekt.
- Üben Sie regelmäßig, langsam, aber stetig.

Achten Sie darauf, dass sich die Übungen angenehm für Sie anfühlen, und bleiben Sie in Ihrer Komfortzone. Dann werden Sie allmählich beweglicher, und Sie können die Früchte Ihrer Yoga-Praxis ernten, ohne sich zu verletzen. Üben Sie nach dem Motto: »Der leichte Weg ist schwer genug.«

Jede Yogapraxis trägt dazu bei, die Lymphflüssigkeit zu bewegen. Die Haltungen, die wir Ihnen vorstellen, sind jedoch so gestaltet, dass Sie damit eine maximale Lymphbewegung und allgemeine Entspannung erreichen können.

Es gibt viele Yoga-Schulen; manche Ansätze sind sportlicher, andere entspannender. Wählen Sie eine Yogastunde, die Ihnen zusagt und die für Sie angenehm ist. Üben Sie aber auch die spezielle Lymphsequenz (Seite 131), die der Tradition des Integralen Yoga entlehnt ist, um Ihren Entspannungszustand und Ihren Lymphkreislauf zu optimieren.

Diese Yoga-Übungen beinhalten ein gewisses Maß an Dehnung, aber sie bestehen nicht einfach nur aus Dehnungen. Sie dehnen sich, um in eine Haltung zu kommen, in der Sie die Schwerkraft arbeiten lassen, während Sie Ihren Körper in der Position entspannen. Passen Sie die Haltungen an Ihren Körper an, um Ruhe, Leichtigkeit und Gelassenheit zu erfahren und zu erhalten. Bei dieser Methode ist das Ausruhen zwischen den Haltungen genauso wichtig wie die Haltungen selbst; Sie brauchen nicht von Position zu Position zu fließen. Diese Übungen geben Ihnen Zeit, sich mehr zu entspannen, und verändern dadurch Ihren Lymphfluss. Denn diese Entspannung wirkt sich direkt auf den Grad der Muskelkontraktion, die Größe der Lymphgefäße, die Nerven und Drüsen aus.

Um die Lymphflüssigkeit möglichst effektiv zu bewegen, müssen Sie Ihre Muskeln bewegen, um die Lymphflüssigkeit voranzutreiben, und sie auch wieder entspannen, um mehr Raum für den nachfolgenden Fluss zu schaffen.

Positive Effekte von Yoga

Wenn Sie Yoga regelmäßig praktizieren, werden Sie von den im Folgenden genannten Vorteilen profitieren. Denn die Übungen treiben Ihre Lymphflüssigkeit voran und haben dadurch Auswirkungen auf das Nervensystem und den Hormonhaushalt, die sich wiederum auf die Geschwindigkeit und die Menge des Blutflusses auswirken:

Verbesserter Lymphfluss: Durch die Struktur der Lymphbahnen mit ihren Rückschlagventilen pumpen Sie bei jeder Muskelbewegung etwas Lymphflüssigkeit durch Ihren Körper. Yogastellungen beziehen sich auf verschiedene Körperteile und haben dadurch einen besonderen Vorteil, den normale Übungen nicht haben. Zum Beispiel kann Yoga die inneren Organe sanft zusammendrücken und durch Umkehrübungen wie beim Schulterstand die Lymphe sowohl durch die Schwerkraft als auch durch Massageeffekte weiterbewegen.

Stressabbau: Bei regelmäßiger Yogapraxis werden Sie weniger stressanfällig. Wenn Sie Entspannungsroutinen kennen, bleiben Sie entspannter und können sich bei Bedarf auch leichter wieder entspannen. Wenn wir zum Beispiel angespannt oder wütend sind, neigen wir dazu, den Atem anzuhalten. Dadurch steigt nicht nur der Blutdruck, was die Gefäße steifer werden lässt, sondern wir spannen auch die Muskeln an, was den Blutdruck erhöht und den Lymphfluss behindert, sodass die Lymphe nicht mehr dorthin gelangen kann, wo sie ihre Arbeit verrichten soll.

Verbessertes Nervensystem: Das zentrale Nervensystem – Gehirn, Rückenmark und periphere Nerven – ist für die wichtigsten Elemente des Denkens, Fühlens und der Bewegung zuständig. Das angrenzende autonome Nervensystem besteht aus zwei Elementen: dem bereits erwähnten Sympathikus und dem Parasympathikus, die Flucht- oder Kampf-Reaktionen steuern. Der Vagusnerv (Seite 46) ist der Hauptkanal des parasympathischen Systems. Vagus kommt aus dem Lateinischen und bedeutet »umherschweifend«. Der große Vagusnerv »wandert« durch den ganzen Körper. Wenn

Vorteile von Stressmanagement

Entspannung
- senkt das Stresshormon Cortisol
- senkt den Blutzucker
- verringert die Bildung von freien Radikalen
- erhöht die Endorphine
- verringert das Auftreten von Herz-Kreislauf-Erkrankungen

er stimuliert wird, entspannt er die Muskeln, die Blutgefäße und die Lymphbahnen.

Im Kapitel »Yoga-Basics für die Lymphe« (Seite 131) führen wir Sie durch eine Vielzahl von Haltungen und Übungen, damit Sie die Yoga-Routine finden können, die am besten zu Ihnen passt.

Massage für den Lymphfluss

Die zahllosen Vorteile einer Massage reichen von der Verringerung von Muskelkater, dem Abbau von Stress und Müdigkeit bis hin zur Verbesserung der sportlichen Leistung. Regelmäßiger Stressabbau durch Massage hilft dem Körper, sich zu selbst regenerieren, was zur Vorbeugung und Heilung von Krankheiten beiträgt. Der andere Vorteil: Massagen können Ihr Lymphsystem unterstützen, indem sie den Gesamtfluss verbessern. Es gibt sogar Massagen, die auf die Lymphdrainage spezialisiert sind, obwohl jede Massage dabei helfen kann.

Wie funktioniert eine Massage?

Eine Massage entlastet die Lymphe und das Herz, was sie nicht nur zu einer wertvollen Therapie nach einer größeren gesundheitlichen Herausforderung macht, sondern auch zu einer Präventionsmethode. Man könnte körperliche Berührungen sogar als eine Art Nährstoff betrachten, denn Hautkontakt ist nachweislich heilend. Untersuchungen haben gezeigt, dass Berührungen Schmerzen und Ängste lindern sowie den Blutdruck senken können. Es wurde sogar nachgewiesen, dass sie die Krankenhausaufenthalte von Frühgeborenen verkürzen können.

Verschiedene Massagearten

Sie müssen experimentieren, um herauszufinden, welche Art der Massage am besten zu Ihnen passt. Hier einige Beispiele:
- lymphatische Massage: beginnt mit leichten Berührungen an der Peripherie und bewegt die Lymphe in Richtung Herz
- klassische (oder schwedische Massage): verwendet tiefere Streichungen mit zusätzlichen Ölen und Aromatherapie und erreicht die tieferen, größeren Lymphgefäße
- Alexander-Technik: kombiniert Haltungsschulung mit leichter Berührung
- Rolfing®: eine Tiefengewebetechnik, die sich auf die Ausrichtung konzentriert und mit den Faszien arbeitet (Bindegewebe, das die Muskeln umgibt). Es wird angenommen, dass sie Skoliose und das Karpaltunnelsyndrom rückgängig machen kann.
- therapeutische Berührung und Reiki: Die Ausübenden berühren den Körper leicht

oder bewegen die Hände in der Nähe des Körpers, ohne ihn zu berühren. Es wird angenommen, dass Heilung durch Energieaustausch erreicht wird.

- Fußreflexzonenmassage und Akupressur: Durch Druckpunkte auf den Fußsohlen, Händen, Ohren und anderen spezifischen Stellen wird die Bewegung der Energie entlang der Meridiane unterstützt.
- Shiatsu: eine Art der Massage, bei der Druckpunkte an verschiedenen Stellen des Körpers genutzt werden
- Thai-Yoga-Massage: Die Praktizierenden bringen die Person in verschiedene Yogapositionen und massieren sie so, dass Flexibilität und Entspannung verbessert werden.

Massage leicht gemacht

Sie können leicht lernen, wie Sie andere massieren und auch die Selbstmassage nutzen können. Führen Sie einfach Bewegungen aus, die in Richtung des Herzens gehen. Das wird sowohl das Blut als auch die Lymphe in die optimale Richtung bewegen. Sie können Ihren Ehepartner, eine Freundin oder Ihre Kinder anleiten und sich gegenseitig massieren.

Spiritualität und Lymphe

Zwischen Spiritualität und Lymphfluss gibt es eine Verbindung.

In den Gesundheitsbereichen dreht sich fast alles um den physischen Teil unseres Körpers. Wir sprechen über Systeme, wir sprechen über Zellen, wir sprechen über die Biologie und darüber, wie Teil X und Teil Y interagieren und wie sich das auf Z auswirkt. So funktionieren die Medizin und die Wissenschaft von unserem Körper.

In den letzten 20 Jahren wurde zusätzlich zum Blick auf das Körperliche die Aufmerksamkeit auf die Verbindungen zwischen Geist und Körper gerichtet: Welche Rolle spielt die Psychologie für das Wohlbefinden? Welche Überschneidung gibt es zwischen dem, was im Kopf geschieht, und dem, was im restlichen Körper passiert?

Aber es gibt noch einen wichtigen dritten Aspekt, dem ungefähr so viel Aufmerksamkeit geschenkt wird wie dem 398. Lieblingsfernsehsender. Das ist die spirituelle Dimension. Es hat sich gezeigt, dass »Geist und Seele« eine Schlüsselrolle für unser optimales Wohlbefinden spielen. Die spirituellen Aspekte unseres Lebens sind nachweislich von entscheidender Bedeutung für den Kreislauf sowie für die Vorbeugung und Heilung von Krankheiten. Menschen, die regelmäßig an Gottesdiensten teilnehmen, erleiden beispielsweise weniger Herzinfarkte, erholen sich schneller davon und haben ein geringeres Risiko, einen weiteren Infarkt zu erleiden.

Wenn wir über Ganzkörper-Wellness nachdenken, geht es um drei Dimensionen: körperlich, geistig und spirituell.

Das gilt auch für den Lymphfluss. Der große Mystiker, Wissenschaftler, Forscher und Lehrer Emanuel Swedenborg, dem zugeschrieben wird, dass er um 1741 als Erster das Vorhandensein und die Wirkung des Lymphsystems erkannte, bezeichnete die Gehirn-Rückenmark-Flüssigkeit als »spirituelle Lymphe«. Er erkannte, dass der Fluss der Flüssigkeiten in unserem Körper für eine gute Gesundheit unerlässlich ist.

Nach dem, was Sie in diesem Buch bereits gelesen haben, verstehen Sie das wahrscheinlich. Denken Sie daran, was Sie über die Lymphe schon wissen: wie sie fließt, wie sie sich verändert, wie sie Energie erzeugt – nicht durch einen zentralen Motor wie das Herz, sondern durch Variable, die den Rhythmus des Lymphflusses steuern. Das hat in gewisser Weise eine spirituelle und mystische Qualität.

In diesem Kapitel geht es jedoch nicht darum, die Lymphe als eine Art spirituelles System zu identifizieren, sondern es geht darum, wie Sie Ihren Geist nutzen können, um Ihre allgemeine Gesundheit zu verbessern. Je nachdem, wie Ihre Sichtweise, Ihr Hintergrund und Ihre Überzeugungen aussehen, kann das eine schwierige Vorstellung sein: Wie kann etwas, das wir nicht ganz verstehen, einen direkten Einfluss auf greifbare biologische Systeme und Prozesse haben? Schließlich sind Körper und Gehirn genau lokalisierbar. Aber es gibt einen Teil des Geistes und dessen, was ihn steuert, der »metaphysisch« ist, das heißt, er ist nicht durch Zeit und Raum begrenzt und überschreitet sie sogar.

Wir möchten klarstellen, dass Seele und Geist nicht dasselbe sind wie die Religion. Bei Seele und Geist geht es darum, wer Sie sind, wie Sie sich fühlen, und um die tiefere Bedeutung von Existenz, Gemeinschaft und Verbindung. Wir wollen nicht behaupten, dass eine geerdete Seele automatisch zu einem starken Fluss führt, aber wir sind der Meinung, dass Sie die Bedeutung dieser dritten Dimension in Bezug auf Ihre allgemeine Gesundheit und Ihr Wohlbefinden berücksichtigen sollten.

Die Seele kann helfen

Stress tut weh, das weiß jeder, der schon einmal mit horrenden Rechnungen, einem verrückten Onkel, einer fiesen Chefin oder anderen Hürden im Leben zu kämpfen hatte. Stress führt nicht nur dazu, dass man sich fühlt, als wäre man in einem Mixer zerkleinert worden, sondern chronischer Stress hat auch Dutzende von negativen Auswirkungen auf die Gesundheit.

Wie wir in diesem Buch gesehen haben, setzt die Belastung durch Stress eine Reihe chemischer und hormoneller Veränderungen im Körper in Gang – vor allem über den Hypothalamus und die Hypothalamus-Hypophysen-Nebennierenrinden-Achse (HHNA) –, die im Körper entzündliche Wirkungen hervorrufen. Und das führt zu einer Vielzahl von Gewebeschäden und Krankheiten.

Stress ist nicht nur etwas, mit dem wir zurechtkommen müssen, sondern Stress ist auch etwas, das uns angreift. In einer Stresssituation können wir entweder dem Angriff ausweichen oder ihn abwehren. Im Leben ist es unmöglich, Stress zu vermeiden. Stress ist ein Kompromiss für das Leben, das wir führen. Die Frage ist also nicht, wie wir Stress vermeiden, sondern wie wir ihn am besten einfangen, bewältigen und abwehren.

Wie gehen Sie mit den negativen Gefühlen um, die schmerzhafte körperliche Folgen haben können? Da gibt es die alltäglichen Taktiken, die Sie anwenden können, um die Auswirkungen von Stress zu lindern: Schaumbäder oder Saunabesuche, tiefes Atmen oder Fußmassagen, ein Glas Wein oder eine Tasse Cappuccino.

Aber wie wäre es, wenn Sie einen Blick über den Tellerrand werfen und über einen systematischen Ansatz zur Bewältigung der negativen Auswirkungen von Stress nachdenken? Denken Sie darüber nach, wie Sie den Schäden durch Ihr eigenes Verständnis, sei es religiös oder persönlich, entgegenwirken können. Denken Sie daran, was Ihnen Sicherheit und ein Gefühl der Geborgenheit gibt. Das ist Seele. Das ist Geist. Das ist das Selbst.

Die Seele könnte als unser Sein selbst, unser reines Bewusstsein betrachtet werden. Die Verbindung zu unserer Seele kann am häufigsten in religiösen Einstellungen und Aktivitäten ausgedrückt und erfahren werden, aber sie kann auch durch spirituelle Praktiken und durch die Befolgung ethischer oder moralischer Grundsätze erreicht werden. Im Gegensatz zu emotionaler Negativität kann jeder positive Ansatz dazu beitragen, dass Sie und Ihre geheimen Flüsse sicherer sind.

Nutzen Sie die Fähigkeiten Ihrer Seele

Die Art und Weise, auf die wir auf Stresssituationen reagieren, liegt in unserer Verantwortung und an unserer Reaktionsfähigkeit. Wir können mit Entspannungstechniken beginnen, die zur Beruhigung all unserer Systeme beitragen.

Zu den Vorteilen von Yoga- und Entspannungsübungen gehört, dass unsere »Sicherung« länger drinbleibt und wir in der Lage sind, positive Reaktionen auf einen Stressor zu wählen, anstatt Wut, Depression, Angst oder andere negative Emotionen, die unserem Körper schaden.

Die regelmäßige Praxis von Yoga, Massagen und anderen Entspannungsmethoden gibt uns die Möglichkeit, unsere Emotionen zu beobachten, die in unserem täglichen Leben auftreten. Wenn wir bereits entspannt sind, können wir zu uns selbst sagen: Will ich diese Emotion wirklich wählen? Wodurch kann ich sie ersetzen? Unsere spirituellen Erkenntnisse und Verbindungen geben uns neue Möglichkeiten: Mitgefühl, Empathie, Vergebung, Freundlichkeit.

Es geht also nicht darum, dass Yoga oder Entspannung den Stress verschwinden lassen. Sie geben Ihnen aber die Kraft und die emotionale Grundlage dafür, auf den Stressor zu reagieren und mit ihm umzugehen – durch Handlungen, die Ihrem Körper helfen und ihn nicht verletzen.

Das Bemerkenswerteste an der Entwicklung von spirituellen Lösungen für unsere Probleme ist, dass der Zugang dazu nicht mit der unvermeidlichen Achterbahn des Lebens kommt und geht. Im täglichen Leben bekommen wir vielleicht, was wir wollen. Aber wenn wir abhängig von etwas sind, das von außen als Quelle unseres Glücks in unser Leben hineinkommt, beinhaltet das auch den Aspekt des »Hinausgehens«.

Geist und Seele sind immer da und in allen Situationen verfügbar. Spirituelle Praktiken können es uns ermöglichen, eine Erfahrung von Frieden und Freude zu machen, die immer in uns ist und darauf wartet, erkannt zu werden: die Erfahrung unseres ruhenden friedvollen Selbst. »Du warst die ganze Zeit zu Hause, Dorothy«, sagt Glinda, die gute Hexe, am Ende des Kinderbuchs »Der Zauberer von Oz«. Lyman Frank Baum, der das Buch schrieb, war ein Yogaschüler und wollte eine seiner grundlegenden Wahrheiten vermitteln: Wir haben ein »Zuhause«, die Quelle und das reine Bewusstsein dessen, was wir sind, in uns. Meditation, Gebet, Besinnung auf uns selbst und Achtsamkeit können uns helfen, das in jede Aktivität des Lebens zu tragen.

Emanuel Swedenborg schlug vor, jeden Gedanken und jede Handlung nach der Qualität ihres Nutzens zu beurteilen. Diese spirituelle Vorlage kann uns helfen, Sinn, Bedeutung und Frieden zu empfinden, selbst wenn die Dinge nicht wie geplant laufen. Wir können in allem einen Silberstreif am Horizont sehen, und anstatt nur auf das Negative zu schauen, können wir etwas Positives finden, das uns und anderen von Nutzen ist.

Tun Sie Ihrer Seele etwas Gutes

Auf den ersten Blick scheint es so, als ob die Seele etwas ist, mit dem wir geboren werden. Wir sind, wer wir sind, und das war's. Und auch wenn etwas Wahres daran ist, dass unsere persönlichen und emotionalen Eigenschaften angeboren sind, so ist es doch eine Tatsache, dass man Seele und Geist kultivieren und entwickeln kann. Sie können Ihren Geist trainieren. Sie können Ihr Wohlbefinden durch die Entwicklung der Seele verbessern. Und Sie können Ihren Körper – und Ihren geheimen Fluss der Gesundheit – als etwas betrachten, das nicht nur von dem beeinflusst wird, was Sie tun, sondern auch von dem, was Sie sind. Im Folgenden erfahren Sie von einigen Möglichkeiten, durch die Sie dieses Ziel erreichen können.

Meditation

Wenn Sie meditieren, verändern Sie die Funktionsweise Ihres Gehirns. Sogar die Größe und die Form werden verändert. Bereiche, die mit Angst und Stress zu tun haben, wie die Amygdala, werden kleiner, weil sie nicht so hart arbeiten müssen. Der Hippocampus, eine Region, die mit dem Gedächtnis zu tun hat, vergrößert sich, sodass das Gedächtnis bei denjenigen, die regelmäßig meditieren, mit dem Alter tatsächlich besser wird. Wenn Sie das Gefühl haben, keine Zeit zum Meditieren zu haben, können Sie sich Folgendes sagen: Wenn Sie zweimal am Tag 20 Minuten meditieren, wird nicht nur Ihre Lymphflüssigkeit optimaler zirkulieren, weil Sie entspannter sind, sondern auch Ihr IQ wird gesteigert, sodass Sie alle Aufgaben, die Sie erledigen müssen, effektiver erledigen können.

Versuchen Sie zunächst einmal, zehn Minuten lang zu meditieren. Suchen Sie sich einen ruhigen Ort, schließen Sie die Augen und wiederholen Sie einen kurzen Satz oder ein Mantra immer wieder. Das Ziel ist es, den Kopf freizubekommen und alle Gedanken auszublenden. Sie können auch eine der vielen Apps nutzen, die Sie durch diesen Prozess führen. Beginnen Sie einfach mit dieser kurzen Zeitspanne und versuchen Sie, daraus eine tägliche Praxis zu entwickeln. Wenn Sie erst einmal die Vorteile erkannt haben, werden Sie wahrscheinlich auch Ihre Praxis erweitern.

Achtsamkeit

Achtsamkeit ist angewandte Meditation. Sie nehmen die Ruhe und den Frieden Ihrer Meditationssitzung in jede Handlung Ihres täglichen Lebens mit. Sie beobachten, ob Sie Ihren Kiefer zusammenpressen, Ihre Schultern zusammenziehen, vor Angst schnell und flach atmen oder auf andere Weise auf Ereignisse reagieren. Dann entscheiden Sie sich, die Anspannung bewusst zu lösen, ein paar tiefe Atemzüge zu nehmen und zu sehen, ob Sie das Geschehen aus dem weiteren Blickwinkel des spirituellen Wachstums betrachten können.

Viele Menschen assoziieren Achtsamkeit mit dem Gefühl für ihren Körper, auch in Bezug auf das Essen. Achtsames Essen bedeutet, über jeden Bissen nachzudenken und während des Essens alle Sinne einzubeziehen. So vermeiden Sie gedankenloses Essen, zum Beispiel das Nebenbei-Futtern einer ganzen Tüte Chips, und Sie können sich besser auf eine gesunde Ernährung und die damit verbundenen Geschmackserlebnisse einstellen. Wenn Sie langsamer essen, können Sie bewusster essen und sind zufriedener.

Das Gleiche gilt für die Art und Weise, auf die Sie einen achtsamen Tag angehen: Wenn Sie langsamer werden und achtsam mit Ihren Bewegungen umgehen, leben Sie bewusster und sind zufriedener.

Gebete

Während Meditation manchmal als Hören auf Gott bezeichnet wird, gilt das Gebet als Gespräch mit Gott. Jede Form des Gebets, die Sie entspannt, kann für Ihren Lymphfluss hilfreich sein. Sogar das Nachdenken über Gebete während eines hektischen Tages kann Ihren geheimen Flüssen helfen, ihre Funktionen angemessen aufrechtzuerhalten.

Das Tischgebet vor den Mahlzeiten ist eine gute Gewohnheit, nicht nur, weil es Ihnen eine regelmäßige Zeit für spirituelle Verbindung und Besinnung gibt, sondern auch, weil man festgestellt hat, dass Dankbarkeit den Kreislauf von Sorgen und Depression unterbricht.

Dankbarkeit

Das mächtigste Wort für die Seele ist »Danke«. Die Forschung hat gezeigt, dass das Führen eines Dankbarkeitstagebuchs eine Möglichkeit ist, von diesen Vorteilen zu profitieren. Das Aufschreiben von Affirmationen oder das Nachdenken über das, wofür man alles dankbar sein kann, und zwar zu Beginn und am Ende eines Tages, funktioniert tatsächlich. Auch das Schreiben von Dankesbriefen oder -E-Mails trägt dazu bei, sich gut zu fühlen, weil man die Freundlichkeit anderer anerkennt.

Lachen

Dr. Thomas Sydenham sagte einmal: »Die Ankunft eines guten Clowns übt einen stärkeren Einfluss auf die Gesundheit einer Stadt aus als die von 20 mit Drogen beladenen Eseln.« Die Wahrscheinlichkeit, dass wir lachen, ist 30-mal höher, wenn wir uns in einer Gruppe befinden. (Deshalb werden in Situationskomödien Lacher eingebaut.) Es wird oft gesagt, dass Tragödie plus Zeit gleich Komödie ist. Die komische Seite von allem zu sehen, kann dazu beitragen, dass Ihre geheimen Flüsse gesund bleiben. Es ist eine Form der Übung und auch eine Möglichkeit, sich mit dem zugrunde liegenden Zweck und dem Sinn zu verbinden, der durch eine spirituelle Perspektive gegeben ist. »Die ganze Welt ist Bühne, und alle Frauen und Männer bloße Spieler«, schrieb Shakespeare. Wenn wir uns selbst in diesem Licht sehen, können wir uns mit dem größeren Tanz des Universums und der Bedeutung dahinter identifizieren.

Spirituelle Liebe

Im Allgemeinen spricht unsere Kultur über Liebe in einer Weise, die sich auf individuelle Beziehungen konzentriert. Leider kann sie manchmal auch die Quelle für Stress sein: Unterschiede, unvermeidliche Veränderungen und Verluste sind allgegenwärtig und fordern uns heraus. Hören Sie sich nur ein paar Songtexte von Country- oder Pop-Musikern an. Eine spirituelle Definition von Liebe kann uns eine Verbindung geben, die Bestand hat und auch unsere Lymphe fließen lässt.

Wenn wir uns verlieben, werden die angenehmen Gehirnchemikalien Dopamin, Serotonin und Phenylethylamin (Letzteres wird auch durch Schokolade erhöht) vermehrt ausgeschüttet, und wir wollen mehr. Wenn wir in spiritueller Liebe aufgehen, erreichen und erhalten wir einen Zustand, in dem wir von innen heraus glücklich sind. Wir bringen eine glückliche, liebende Person ins Leben, anstatt zu erwarten, dass das Leben uns immer glücklich macht.

»Allein« können wir auch als »all-ein« verstehen, was bedeutet, dass wir uns, wenn wir uns allein fühlen, durch unsere spirituellen Praktiken mit der Quelle der gesamten Schöpfung verbinden können.

Jedes Mal, wenn Sie sich für spirituelle Liebe entscheiden, sogar zu Ihren Feinden, bleiben Sie entspannt und Ihre geheimen Flüsse können weiter fließen. Die Liebe ist vielleicht das wichtigste Geheimnis von allen – Sie können sich für die Liebe entscheiden, um sich selbst und auch anderen zu helfen.

Gemeinschaft

Einsamkeit ist erwiesenermaßen ein Risikofaktor für Krankheiten. »Einsamkeit ist die Armut des Westens, und sie ist eine tiefere Armut als die materielle Armut des Ostens«, sagte Mutter Teresa. Wenn wir uns auf unseren Körper beschränkt fühlen, ist es leicht, sich abgetrennt und einsam zu fühlen. Wir sind soziale Lebewesen und gedeihen mit angemessener sozialer Unterstützung. (Soziale Medien verstärken übrigens oft unsere Einsamkeit und können sich negativ auswirken.) Eine bemerkenswerte Ausnahme war der heilige Johannes vom Kreuz. Er wurde wegen seiner theologischen Lehren in eine Gefängniszelle gesperrt, nutzte die Zeit zur Meditation und erreichte eine Verbindung zu Gott in sich selbst, die ihm half, bis zu seiner Entlassung zu überleben.

Das Gefühl der Zugehörigkeit zu einer Gemeinschaft, die größer ist als wir selbst oder unsere unmittelbare Familie (obwohl die Familie unglaublich wichtig ist), kann nicht hoch genug eingeschätzt werden.

Wenn Sie also niemanden haben, müssen Sie Ihre »Sippe« finden – eine kleine Gruppe gleichgesinnter Menschen, die sich gegenseitig auf ihrem Weg durch die Freuden und Schwierigkeiten des Lebens helfen und unterstützen.

Praktische Unterstützung für die Lymphe

Lymphfreundliche Ernährung

Die Ernährung spielt eine wichtige Rolle für den Fluss und die Gesundheit unseres Lymphsystems.

Um Ihnen den Einstieg in eine »lymphfreundliche Ernährung« zu erleichtern, haben wir einen Ernährungsplan für zwei Wochen erstellt. Der Schwerpunkt liegt dabei auf hochwertigen Lebensmitteln und Nährstoffen, die sich positiv auf Ihren Lymphfluss auswirken und gut für alle Systeme und Funktionen Ihres Körpers sind. Was gut für Ihre Lymphe ist, ist auch gut für Ihr Herz, Ihr Gehirn, Ihr Gewicht und für so ziemlich alles andere.

Sobald Sie die 14 Tage hinter sich haben, können Sie die Rezepte nach Belieben mischen und kombinieren. Wenn Sie ein Mittagessen den anderen vorziehen, dann machen Sie es zu dem Mittagessen, das Sie die meiste Zeit zu sich nehmen. Der Plan ist nur ein Vorschlag, wie Sie Lebensmittel, die gut für Ihren Lymphfluss sind, zubereiten und eine gesunde Ernährungsweise entwickeln können.

1. Woche

	Frühstück	Mittagessen	Abendessen	Snack
Montag	Rühreier auf griechische Art mit grünem Gemüse (Seite 115)	Bohnen-Burger und Salat mit Avocado-Dressing (Seite 117)	Kürbisnudeln mit Pesto und Garnelen (Seite 121)	Cremiger Hummus (Seite 127) mit Gemüsesticks
Dienstag	Apfel-Quinoa-Bowl mit Ingwer und Zimt (Seite 115)	Mediterraner Blumenkohlsalat mit gegrillten Hähnchenschenkeln (Seite 119)	Thai-Curry-Bowl (Seite 122)	Guacamole (Seite 127) mit glutenfreien Tortilla-Chips
Mittwoch	Mandel-Haferflocken-Muffins mit Blaubeeren (Seite 116)	Bohnen-Burger und Salat mit Avocado-Dressing (Seite 117)	Gebratener Wildlachs mit Zitrus-Salsa (Seite 122)	Geröstete Nussmischung mit Kräutern (Seite 126) und ein Apfel
Donnerstag	Toast mit Avocado und pochierten Eiern	Linsen-Kichererbsen-Eintopf (Seite 118)	Hähnchen-Tacos mit Krautsalat (Seite 123)	Guacamole (Seite 127) mit glutenfreien Tortilla-Chips
Freitag	Haferflocken mit Rosinen, Nüssen und Äpfeln	Asiatischer Salat mit Orangen und Mandeln (Seite 118)	Kürbisnudeln mit Pesto und Garnelen (Seite 121)	Cremiger Hummus (Seite 127) mit Gemüsesticks
Samstag	Veganer Beeren-Smoothie (Seite 116)	Mediterraner Blumenkohlsalat mit gegrillten Hähnchenschenkeln (Seite 119)	Kichererbsen-Bowl mit gegrillten Tomaten (Seite 124)	Geröstete Nussmischung mit Kräutern (Seite 126) und ein Apfel
Sonntag	Rühreier auf griechische Art mit grünem Gemüse (Seite 115)	Linsen-Kichererbsen-Eintopf (Seite 118)	Hähnchen-Tacos mit Krautsalat (Seite 123)	Cremiger Hummus (Seite 127) mit Gemüsesticks

2. Woche

	Frühstück	Mittagessen	Abendessen	Snack
Montag	Haferflocken mit Rosinen, Nüssen und Äpfeln	Bohnen-Burger und Salat mit Avocado-Dressing (Seite 117)	Gemüse-Ingwer-Pfanne (Seite 124)	Cremiger Hummus (Seite 127) mit Gemüsesticks
Dienstag	Veganer Beeren-Smoothie (Seite 116)	Thunfischsalat mit Oliven und Gurken (Seite 120)	Gebackener Tofu mit Spargel und Bohnenpüree (Seite 125)	Guacamole (Seite 127) mit glutenfreien Tortilla-Chips
Mittwoch	Apfel-Quinoa-Bowl mit Ingwer und Zimt (Seite 115)	Linsen-Kichererbsen-Eintopf (Seite 118)	Heilbutt mit grünen Bohnen und Tomaten (Seite 126)	Cremiger Hummus (Seite 127) mit Gemüsesticks
Donnerstag	Toast mit Avocado und pochierten Eiern	Thunfischsalat mit Oliven und Gurken (Seite 120)	Hähnchen-Tacos mit Krautsalat (Seite 123)	Geröstete Nussmischung mit Kräutern (Seite 126) und ein Apfel
Freitag	Haferflocken mit Rosinen, Nüssen und Äpfeln	Linsen-Kichererbsen-Eintopf (Seite 118)	Heilbutt mit grünen Bohnen und Tomaten (Seite 126)	Guacamole (Seite 127) mit glutenfreien Tortilla-Chips
Samstag	Veganer Beeren-Smoothie (Seite 116)	Mediterraner Blumenkohlsalat mit gegrillten Hähnchenschenkeln (Seite 119)	Kichererbsen-Bowl mit gegrillten Tomaten (Seite 124)	Geröstete Nussmischung mit Kräutern (Seite 126) und ein Apfel
Sonntag	Rühreier auf griechische Art mit grünem Gemüse (Seite 115)	Apfel-Rosenkohl-Salat mit Walnüssen (Seite 120)	Hähnchen-Tacos mit Krautsalat (Seite 123)	Cremiger Hummus (Seite 127) mit Gemüsesticks

Rühreier auf griechische Art mit grünem Gemüse

Frühstück

Vorbereitungszeit: 10 Min.

Kochzeit: 10 Min.

Menge: 2 Portionen

Zutaten:
2 EL natives Olivenöl extra · 1 Schalotte, gewürfelt · 2 Knoblauchzehen, gehackt · 300 g junger Grünkohl · 450 g Babyspinat · 150 g Kirschtomaten, halbiert · 4 große Eier aus Freilandhaltung, leicht verquirlt · 1 TL Meersalz · ½ TL gemahlener schwarzer Pfeffer · 2 EL gehackte frische Blattpetersilie · 2 EL gehackter frischer Dill · 2 EL gehackte entsteinte Kalamata-Oliven · 2 EL zerbröckelter Ziegenkäse

Zubereitung:

- Olivenöl in einer großen beschichteten Pfanne bei mittlerer Temperatur erhitzen. Schalotte und Knoblauch hinzufügen und ca. 4 Min. anbraten, bis sie weich sind. Grünkohl, Spinat und Tomaten hinzugeben und 3–4 Min. braten, bis sie zusammenfallen.

- Verquirlte Eier mit Salz und Pfeffer würzen. Hitze auf niedrige Stufe reduzieren, Eier in die Pfanne gießen und vorsichtig umrühren, damit sie langsam gerinnen. 3–5 Min. weiterrühren, bis die Eier gerade durchgebraten sind.

- Mit Petersilie, Dill, Oliven und Ziegenkäse bestreut servieren.

Apfel-Quinoa-Bowl mit Ingwer und Zimt

Frühstück

Vorbereitungszeit: 10 Min.

Kochzeit: 15 Min.

Menge: 4 Portionen

Zutaten:
360 g Quinoa, gründlich abgebraust · 720 ml Wasser · 2,5 cm frischer Ingwer, geschält, gerieben · 2½ TL gemahlener Zimt · ½ TL Meersalz · 1 säuerlicher Apfel, geschält, entkernt, klein geschnitten · 240 ml ungesüßte Mandelmilch · 1 TL reiner Vanilleextrakt · 3 EL Honig · 2 EL Chiasamen · 2 EL gehackte, geröstete Pekannüsse

Zubereitung:

- Quinoa, Wasser, Ingwer, Zimt, Salz und Apfel in einem mittelgroßen Topf bei mittlerer bis starker Hitze zum Kochen bringen.

- Die Hitze reduzieren, den Topfdeckel teilweise auflegen und 12–14 Min. köcheln lassen, bis die Quinoa durchgekocht und der Apfel weich geworden ist.

- Vom Herd nehmen und 10 Min. lang zugedeckt stehen lassen. Mit einer Gabel auflockern.

- Mandelmilch, Vanille, Honig und Chiasamen hinzufügen und verrühren. Mit den Pekannüssen garnieren und servieren.

Mandel-Haferflocken-Muffins mit Blaubeeren

Frühstück

Vorbereitungszeit: 15 Min.

Backzeit: 25 Min.

Menge: 12 Muffins

Zutaten:
100 g Hafermehl · 100 g Mandelmehl · 1 EL gemahlene Leinsamen · 1 TL Meersalz · 1 TL Backpulver · 2 große Eier aus Freilandhaltung, leicht verquirlt · 75 g Dattelsirup oder Honig · 1 TL Vanilleextrakt · 1 EL Kokosöl, geschmolzen · 120 ml ungesüßte Mandelmilch · Schale und Saft von 1 Zitrone (ca. 2 EL Saft) · 140 g Blaubeeren · 65 g gehackte Walnüsse

Zubereitung:

- Backofen auf 180 °C vorheizen. Ein Muffinblech mit 12 Papierförmchen auslegen.

- In einer großen Schüssel Hafermehl (2 EL zurückbehalten), Mandelmehl, Leinsamen, Salz und Backpulver vermischen.

- In einer mittelgroßen Schüssel Eier, Dattelsirup, Vanille, Kokosöl, Mandelmilch, Zitronenschale und Zitronensaft verquirlen. Eine Vertiefung in die trockene Mischung machen und die feuchte Mischung hineingießen. Vorsichtig umrühren, bis alles vermischt ist.

- In einer kleinen Schüssel die Blaubeeren und die zurückbehaltenen 2 EL Hafermehl vermischen. Die Blaubeeren unter den Teig heben.

- Die vorbereiteten Muffinförmchen zu zwei Dritteln füllen. Walnüsse darüberstreuen. 20–25 Min. backen. Ein Holzstäbchen in ein Muffin stechen. Bleibt es sauber, sind die Muffins fertig.

- 10 Min. in der Form abkühlen lassen, herausnehmen und auf einem Gitterrost vollständig abkühlen lassen.

Tipp zur Aufbewahrung: Sie können die Muffins abgedeckt bei Raumtemperatur bis zu 4 Tage aufbewahren.

Veganer Beeren-Smoothie

Frühstück

Vorbereitungszeit: 5 Min.

Menge: 1 Portion

Zutaten:
140 g tiefgekühlte Himbeeren · 75 g tiefgekühlte Kirschen · 175 g tiefgekühlter Blumenkohl · 1 EL Mandelbutter · 1 TL Leinsamen · 1 Medjool-Dattel, entkernt · 250 g Babyspinat · 120 ml ungesüßte Mandelmilch · 120 ml Wasser · 4–5 Eiswürfel, nach Bedarf

Zubereitung:

- Alle Zutaten in einem Hochleistungsmixer pürieren, bis sie glatt sind, und servieren.

Bohnen-Burger mit Salat und Avocado-Dressing

Mittagessen

Vorbereitungszeit: 15 Min.

Kochzeit: 30 Min.

Menge: 4 Portionen

Zutaten für die Burger:
4 EL natives Olivenöl extra · 1 kleine rote Zwiebel, in kleine Würfel geschnitten · 3 Knoblauchzehen, gehackt · 2 TL gemahlener Kreuzkümmel · 1 TL geräuchertes Paprikapulver · 1 Prise Cayennepfeffer (optional) · 2 Dosen schwarze Bohnen (ca. 850 g zusammen), abgetropft, abgespült · 50 g Mandelmehl · 4 EL frische Korianderblätter · 1 großes Ei, leicht verquirlt · 1 TL Meersalz · ½ TL gemahlener schwarzer Pfeffer

Zutaten für den Salat:
1 reife Avocado, entkernt, geschält · Saft von 1 Limette (ca. 2 EL) · 3 EL natives Olivenöl extra · 150 g gemischtes Blattgemüse · 30 g geröstete, gesalzene Kürbiskerne · 110 g frische oder aufgetaute Maiskörner · 300 g Kirschtomaten, halbiert

Zubereitung:

- Den Backofen auf 200 °C vorheizen. Ein Blech mit Backpapier auslegen und mit 1 EL Olivenöl einfetten.

- Für die Burger in einer mittelgroßen Pfanne 2 EL Olivenöl bei mittlerer Temperatur erhitzen. Zwiebel und Knoblauch hinzufügen und etwa 4 Min. lang braten, bis sie weich sind. Nach 3 Min. Kreuzkümmel, Paprika und ggf. Cayennepfeffer hinzugeben. Beiseitestellen und leicht abkühlen lassen.

- Die Zwiebelmischung mit der Hälfte der schwarzen Bohnen, Mandelmehl und Koriander in einem Hochleistungsmixer so lange pürieren, bis die Masse fast glatt ist.

- Die Mischung in eine große Schüssel geben und die restlichen Bohnen und das Ei einrühren. Mit Salz und Pfeffer würzen. Aus der Mischung 4 je 2 cm dicke Pattys formen, auf das Blech legen und die Oberseiten mit 1 EL Olivenöl bestreichen. 18–20 Min. backen, dabei die Pattys nach der Hälfte der Zeit wenden.

- Für das Dressing den Mixbehälter auswischen. Avocado, Limettensaft und Olivenöl in den Mixer geben und pürieren, bis alles glatt ist. Nach Belieben mit Salz abschmecken.

- Zum Servieren den Salat auf 4 Teller verteilen. Kürbiskerne, Mais und Kirschtomaten darübergeben. Je 1 Patty darauflegen und mit dem Avocado-Dressing beträufeln.

Tipp: Die Pattys können Sie leichter formen, wenn Sie Ihre Hände mit etwas Wasser befeuchten. Dann klebt die Masse nicht so stark.

Linsen-Kichererbsen-Eintopf

Mittagessen

Vorbereitungszeit: 10 Min.

Kochzeit: 30 Min.

Menge: 4 Portionen

Zutaten:

2 EL natives Olivenöl extra · 1 weiße Zwiebel, gewürfelt · 1 rote Paprika, gewürfelt · 3 Knoblauchzehen, gehackt · 2 TL geriebene frische Kurkuma · 2 TL gemahlener Kreuzkümmel · 1 TL gemahlener Koriander · ½ TL gemahlener Zimt · 1 Prise Cayennepfeffer (optional) · 1 TL Meersalz · ½ TL gemahlener schwarzer Pfeffer · 150 g getrocknete gelbe Linsen · 1 Dose Kichererbsen (ca. 425 g), abgetropft, abspült · 1 l salzarme Gemüsebrühe · 250 ml Wasser · 1 kg Grünkohlblätter, entstielt · 2 EL Apfelessig

Zubereitung:

- In einem großen Topf mit schwerem Boden Olivenöl bei mittlerer bis hoher Temperatur erhitzen. Zwiebel, Paprika und Knoblauch hinzufügen. Ca. 4 Min. braten, bis sie weich sind. Kurkuma, Kreuzkümmel, Koriander, Zimt und Cayennepfeffer hinzufügen und 1 Min. braten. Mit Salz und Pfeffer würzen.

- Linsen, Kichererbsen, Brühe und Wasser hinzufügen. Zum Kochen bringen, dann die Hitze reduzieren und die Suppe mit geschlossenem Deckel ca. 25 Min. köcheln lassen, bis die Linsen durchgekocht sind und die Suppe eingedickt ist. In den letzten 10 Min. der Garzeit Grünkohl dazugeben und zusammenfallen lassen.

- Vor dem Servieren Essig einrühren.

Asiatischer Salat mit Orangen und Mandeln

Mittagessen

Zubereitungszeit 20 Min.

Menge: 4 Portionen

Zutaten für den Salat:

2 Köpfe Romanasalat, zerkleinert · 1 Bund Mangold, Blätter entstielt, zerkleinert · 2 Navel-Orangen · 75 g gehackte geröstete Mandeln · 120 g Zuckerschoten, halbiert · 3 mittelgroße Karotten, in dünne Scheiben geschnitten · 1 rote Paprika, gewürfelt · ¼ Tasse frische Korianderblätter

Zutaten für das Dressing:

2 EL Coco-Aminos-Würzsauce · 1 EL frischer Limettensaft · 2 EL Reisessig · 2 TL Honig · 60 ml Avocadoöl · ½ TL Meersalz

Zubereitung:

- In einer großen Schüssel Salat und Mangold vermengen.

- Von der Orange oben und unten je eine Scheibe abschneiden, damit eine ebene Fläche entsteht. Orange aufstellen und von oben nach unten schälen, dabei auch die weiße Haut entfernen. Vorsichtig mit dem Messer zwischen die Orangenscheiben fahren, um sie aus der Haut zu lösen (filetieren). Scheiben zur Salatmischung geben.

- Mandeln, Zuckerschoten, Karotten, Paprika und Koriander zum Salat geben und alles miteinander vermischen.

- Für das Dressing in einer kleinen Schüssel Würzsauce, Limettensaft, Essig und Honig verquirlen. Währenddessen langsam das Avocadoöl einfließen lassen. Mit Salz abschmecken.

- Das Dressing über den Salat träufeln und schwenken, bis alles leicht bedeckt ist.

Tipp zur Aufbewahrung: Wenn Sie diesen Salat die ganze Woche über essen möchten, bewahren Sie die Zutaten in separaten Behältern auf. Erst kurz vor dem Servieren richten Sie den Salat an.

Mediterraner Blumenkohlsalat mit gegrillten Hähnchenschenkeln

Mittagessen

Vorbereitungszeit: 20 Min.

Kochzeit: 25 Min.

Menge: 4 Portionen

Zutaten für den Salat:
2 EL natives Olivenöl extra · ½ kleine rote Zwiebel, in dünne Scheiben geschnitten · 2 Knoblauchzehen, gehackt · 600 g Blumenkohlreis · 1 TL gemahlene Kurkuma · 1 TL Meersalz · ½ TL gemahlener schwarzer Pfeffer · 1 kg junger Grünkohl · 100 g entsteinte Kalamata-Oliven, gehackt · 2 Roma-Tomaten, gewürfelt · ½ Salatgurke, gewürfelt · 100 g zerbröselter Ziegenkäse · 3 EL frische Minzeblätter, gehackt · 4 EL frische Blattpetersilie, gehackt · 30 g gehobelte Mandeln, geröstet

Zutaten für die Zitronen-Vinaigrette:
2 EL frischer Zitronensaft · 60 ml natives Olivenöl extra · ½ TL Meersalz · ¼ TL gemahlener schwarzer Pfeffer

Zutaten für das gegrillte Hähnchen:
4 entbeinte Bio-Hähnchenschenkel ohne Haut · 1 TL Meersalz · ¼ TL gemahlener schwarzer Pfeffer · 2 EL natives Olivenöl extra

Zubereitung:

- Für den Salat in einer großen Pfanne Olivenöl bei mittlerer bis hoher Temperatur erhitzen. Zwiebel und Knoblauch hinzufügen und ca. 4 Min. braten, bis sie weich sind. Blumenkohlreis und Kurkuma hinzugeben und weitere 5–6 Min. kochen, bis der Reis gerade durchgegart ist. Mit Salz und Pfeffer würzen und leicht abkühlen lassen.

- In einer großen Schüssel die Blumenkohlmischung mit Grünkohl, Oliven, Tomaten, Gurke, Ziegenkäse, Minze und Petersilie vermischen.

- Für die Vinaigrette in einer kleinen Schüssel Zitronensaft und Olivenöl verquirlen. Mit Salz und Pfeffer würzen.

- Für das Hähnchen einen Grill auf mittlerer Stufe vorheizen oder eine Grillpfanne bei mittlerer bis hoher Temperatur erhitzen. Beide Seiten der Hähnchenschenkel mit Salz und Pfeffer würzen und mit Olivenöl beträufeln. Auf den Grill legen und ca. 3–4 Min. pro Seite grillen, bis sie ganz durchgebraten sind oder ein Fleischthermometer 74 °C anzeigt. Vom Grill nehmen und in dünne Scheiben schneiden.

- Zum Servieren die Vinaigrette über den Blumenkohlsalat träufeln. Salat auf 4 Teller verteilen und mit dem in Scheiben geschnittenen Hähnchen und den gerösteten Mandeln garnieren.

Tipp zur Aufbewahrung: Wenn Sie diesen Salat für mehrere Tage vorbereiten, bewahren Sie die Blumenkohlmischung und die Vinaigrette jeweils in separaten Behältern auf. Erst unmittelbar vor dem Servieren mischen, damit die Zutaten frisch bleiben und nicht matschig werden.

Thunfischsalat mit Oliven und Gurken

Mittagessen

Zubereitungszeit: 20 Min.

Menge: 4 Portionen

Zutaten:

1 Dose (ca. 145 g) Thunfisch im eigenen Saft, abgetropft und mit einer Gabel zerpflückt · 60 ml natives Olivenöl extra · 2 EL Dijon-Senf · 100 g grüne Oliven, gehackt · 3 EL Blattpetersilie, gehackt · 3 EL Dill, gehackt · 3 EL Schnittlauch, in Röllchen · ½ Salatgurke, gewürfelt · Saft von 1 Zitrone (ca. 2 EL) · 1 Schalotte, gehackt · 1 TL Meersalz · ½ TL gemahlener schwarzer Pfeffer · 1 Kopfsalat, Blätter getrennt

Zubereitung:

- In einer großen Schüssel Thunfisch, Olivenöl, Senf, Oliven, Kräuter, Gurke, Zitronensaft und Schalotte vorsichtig vermengen. Mit Salz und Pfeffer würzen und auf den Salatblättern anrichten.

Apfel-Rosenkohl-Salat mit Walnüssen

Mittagessen

Vorbereitungszeit: 15 Min.

Kochzeit: 40 Min.

Menge: 4 Portionen

Zutaten für die Nüsse:

150 g Walnusshälften · 1 EL natives Olivenöl extra · ¼ TL gemahlener Zimt · ¼ TL Paprikapulver · ¼ TL getrockneter Rosmarin · ½ TL Meersalz

Zutaten für den Salat:

250 g Gerste, abgespült · 450 g Rosenkohl, geraspelt · 1–2 Äpfel, in dünne Scheiben geschnitten · 4 EL frische Blattpetersilie, gehackt

Zutaten für das Dressing:

1 kleine Schalotte, in kleine Würfel geschnitten · 2 EL Dijon-Senf · 1 TL reiner Ahornsirup · 3 EL Apfelessig · 80 ml natives Olivenöl extra · ½ TL Meersalz · ¼ TL gemahlener schwarzer Pfeffer

Zubereitung:

- Backofen auf 180 °C vorheizen. Ein tiefes Blech mit Backpapier auslegen.

- Walnüsse in einer mittelgroßen Schüssel mit Olivenöl, Zimt, Paprikapulver, Rosmarin und Salz vermischen, bis sie gleichmäßig überzogen sind. Auf dem Backblech 10–12 Minuten rösten, dabei nach der Hälfte der Zeit wenden. Aus dem Ofen nehmen und abkühlen lassen.

- Für den Salat Gerste nach Packungsanweisung kochen und abkühlen lassen. In eine große Schüssel geben. Rosenkohl, Apfel und Petersilie hinzufügen und alles gut durchmischen.

- Für das Dressing Schalotte, Senf, Ahornsirup und Essig in einer kleinen Schüssel verquirlen. Währenddessen langsam das Olivenöl einfließen lassen. Mit Salz und Pfeffer würzen.

- Rosenkohlmischung mit dem Dressing beträufeln und schwenken, bis sie leicht bedeckt ist. Zum Marinieren beiseitestellen, während die Walnüsse abkühlen.

- Die abgekühlten Walnüsse unter den Salat heben und servieren.

Tipps: Die Äpfel werden nicht braun, wenn Sie sie bis zum Servieren des Salats in kaltes Zitronenwasser legen.

Wenn Sie keinen geraspelten Rosenkohl bekommen, kaufen Sie 450 g ganzen Rosenkohl und raspeln Sie ihn in der Küchenmaschine.

Kürbisnudeln mit Pesto und Garnelen

Abendessen

Vorbereitungszeit: 15 Min.

Kochzeit: 45 Min.

Menge: 4 Portionen

Zutaten für die Nudeln:
1 Spaghettikürbis (ca. 1,8 kg) · 2 EL natives Olivenöl extra · 1 TL Meersalz · ½ TL gemahlener schwarzer Pfeffer

Zutaten für das Pesto:
40 g naturbelassene Kürbiskerne · 3 Knoblauchzehen · ½ Bund frisches Basilikum · 200 g Rucola · 1 EL Apfelessig · 2 EL Hefeflocken · ½ TL Meersalz · ¼ TL gemahlener schwarzer Pfeffer · 120 ml natives Olivenöl extra

Zutaten für die Garnelen:
2 EL natives Olivenöl extra · 450 g große Garnelen, geschält, entdarmt · 1 TL Meersalz · ½ TL gemahlener schwarzer Pfeffer · ½ TL Paprikapulver · 2 EL frisches Basilikum, gehackt, zum Garnieren

Zubereitung:

- Backofen auf 200 °C vorheizen. Ein tiefes Backblech mit Backpapier auslegen.

- Kürbis der Länge nach halbieren und die Kerne entfernen. Das Innere mit 2 EL Olivenöl beträufeln und mit Salz und Pfeffer würzen. Mit der Schnittfläche nach unten auf das Backblech legen und 40–45 Min. backen, bis das Fruchtfleisch weich ist. Herausnehmen und etwas abkühlen lassen.

- Für das Pesto Kürbiskerne, Knoblauch, Basilikum, Rucola, Apfelessig, Hefeflocken, Salz und Pfeffer in einem Hochleistungsmixer grob zerkleinern. Während das Gerät läuft, langsam das Olivenöl einfließen lassen, bis eine glatte Masse entsteht. Pesto in einem luftdichten Behälter aufbewahren, wobei ein Stück Plastikfolie die Oberfläche des Pestos berühren sollte, um eine Oxidation zu verhindern.

- Für die Garnelen in einer Pfanne 2 TL Olivenöl bei mittlerer bis hoher Temperatur erhitzen. Garnelen mit Salz, Pfeffer und Paprika würzen. In die heiße Pfanne geben und 2–3 Min. pro Seite braten, bis sie rosa und durch sind.

- Den noch warmen Kürbis mit einer Gabel in Spaghetti zerteilen und mit dem Pesto vermischen. Die Kürbisnudeln mit Garnelen und Basilikum garnieren und nach Belieben mit etwas Zitrone servieren.

Thai-Curry-Bowl

Abendessen

Vorbereitungszeit: 15 Min.

Kochzeit: 30 Min.

Menge: 4 Portionen

Zutaten:
2 EL Kokosöl · 1 kleine Zwiebel, gewürfelt · 2 Knoblauchzehen, gehackt · ca. 5 cm frischer Ingwer, geschält und gerieben · 1 TL gemahlene Kurkuma · 2 EL gelbe, grüne oder rote Currypaste · 1 Zucchini, der Länge nach halbiert, entkernt, in Halbmonde geschnitten · 1 Dose Kichererbsen (ca. 425 g), abgetropft, abgespült · 1 TL Meersalz · 240 ml Kokosmilch light · 160 ml Wasser · 230 g geschnittene grüne Bohnen (2,5 cm Stücke) · 400 g gekochter Blumenkohlreis oder Naturreis · 30 g geröstete Cashewkerne, gehackt · 4 EL frische Korianderblätter · Limettenspalten

Zubereitung:

- In einem großen Topf Kokosöl erhitzen. Zwiebel und Knoblauch hinzugeben und 4–5 Min. braten, bis sie leicht gebräunt sind. Dann Ingwer, Kurkuma und Currypaste hinzugeben und 1 Min. weiterbraten.

- Zucchini und Kichererbsen hinzufügen, mit der Currypaste und den Gewürzen bedecken und 2 Min. kochen. Salzen. Kokosmilch und Wasser hinzugeben und umrühren, dabei mit einem Holzlöffel alle gebräunten Stücke vom Topfboden lösen. Alles zum Köcheln bringen. Grüne Bohnen hinzufügen und 12–15 Min. kochen, bis sie fast weich sind.

- Curry mit Cashewkernen und Koriander garnieren, mit Blumenkohlreis oder Naturreis servieren und Limettenspalten zum Auspressen dazu reichen.

Gebratener Wildlachs mit Zitrus-Salsa

Abendessen

Vorbereitungszeit: 15 Min.

Kochzeit: 15 Min.

Menge: 4 Portionen

Zutaten für den Fisch:
2 EL natives Olivenöl extra · 3 unbehandelte Zitronen, in dünne, runde Scheiben geschnitten · 4 Wildlachsfilets mit Haut (je ca. 170 g) · 1 TL Meersalz · ½ TL gemahlener schwarzer Pfeffer · 4 EL frischer Dill, gehackt · 4 EL frische Blattpetersilie, gehackt

Zutaten für die Zitrus-Salsa
1 Navel-Orange · 1 Grapefruit · Saft von 1 Limette · 4 EL frischer Schnittlauch, gehackt · 1 Serrano-Chilischote, gehackt (für weniger Schärfe die Kerne entfernen)

Zubereitung:

- Für den Lachs den Backofen auf 220 °C vorheizen. Den Boden einer Glasauflaufform mit 1 TL Olivenöl fetten.

- 8–12 Zitronenscheiben überlappend in die Form legen. Lachsfilets mit der Hautseite nach unten darauflegen und die Oberseite mit 1 TL Öl beträufeln. Mit Salz und Pfeffer würzen.

- In einer kleinen Schüssel Dill und Petersilie vermischen und über die Lachsfilets streuen. Die restlichen Zitronenscheiben auf den Lachs legen. 12–15 Min. backen, bis der Lachs durch ist und zerfällt.

- Für die Zitrus-Salsa die flachen Seiten der Orange und der Grapefruit oben und unten abschneiden. Früchte aufrecht stehend von oben nach unten schälen, dann halbieren und in kleinere Stücke schneiden.

- Früchte mit Limettensaft, Schnittlauch und Chilischote vorsichtig vermischen. Nach Belieben mit Salz abschmecken.

- Die Zitronenscheiben von der Oberseite des Lachses entfernen und den Lachs mit der Zitrus-Salsa servieren.

Hähnchen-Tacos mit Krautsalat

Abendessen

Vorbereitungszeit: 15 Min.

Kochzeit: 25 Min.

Menge: 4 Portionen

Zutaten für den Krautsalat:
300 g Rot- oder Weißkohl, fein geraspelt · 4 EL frische Korianderblätter · 1/4 TL gemahlener Kreuzkümmel · Saft von 1 Limette · 2 EL natives Olivenöl extra · 1/2 TL Meersalz · 1/4 TL gemahlener schwarzer Pfeffer

Zutaten für das Pulled Chicken:
2 EL natives Olivenöl extra · 450 g Bio-Hähnchenbrüste ohne Knochen und Haut, in 5 cm große Stücke geschnitten · 1 L Meersalz · 1/2 TL gemahlener schwarzer Pfeffer · 1 kleine rote Zwiebel, gewürfelt · 2 Knoblauchzehen, gehackt · 1 EL Tomatenmark · 1 EL Chilipulver · 2 TL gemahlener Kreuzkümmel · 500 ml salzarme Hühnerbrühe · Saft von 1 Limette

Sonstige Zutaten:
8 Kichererbsen-Tortillas, erwärmt oder gebraten · 1 Avocado, entkernt, geschält und in dünne Scheiben geschnitten

Zubereitung:

- Für den Krautsalat in einer großen Schüssel fein geraspelten Kohl, Koriander, Kreuzkümmel, Limettensaft, Olivenöl, Salz und Pfeffer vermengen. Beiseitestellen, während das Hähnchen gart.

- Für das Hähnchen in einem großen Topf mit schwerem Boden 2 EL Olivenöl bei mittlerer bis hoher Temperatur erhitzen. Hähnchen mit Salz und Pfeffer würzen. 7–8 Min. anbraten, bis es goldbraun, aber nicht durchgebraten ist. Zwiebel, Knoblauch, Tomatenmark, Chilipulver und Kreuzkümmel hinzufügen und weitere 2 Min. braten.

- Brühe hinzugeben und umrühren, dabei alle gebräunten Stücke vom Boden des Topfes lösen. Alles mit teilweise aufgelegtem Deckel zum Kochen bringen und 15 Min. köcheln lassen, bis das Fleisch zart und durchgegart ist. Vom Herd nehmen und das Hähnchen mit zwei Gabeln zerkleinern. Limettensaft unterrühren.

- Hähnchen in den Tortillas anrichten und mit Salat und Avocadoscheiben servieren.

Kichererbsen-Bowl mit gegrillten Tomaten

Abendessen

Vorbereitungszeit: 10 Min.

Kochzeit: 40 Min.

Menge: 4 Portionen

Zutaten für die Bowl:
1 Dose Kichererbsen (ca. 425 g), abgebraust, abgetropft · 340 g Kirschtomaten · 2 EL natives Olivenöl extra · 1 TL getrockneter Thymian · 1 TL Meersalz · ½ TL gemahlener schwarzer Pfeffer · 300 g Hirse, abgebraust · ½ Bund frische Blattpetersilie, gehackt · ½ Bund frische Minzblätter, gehackt · 100 g Ziegenkäse, zerkrümelt

Zutaten für das Dressing:
Saft von 1 Zitrone (ca. 2 EL) · 4 EL frischer Schnittlauch, gehackt · 80 ml natives Olivenöl extra · ½ TL Meersalz · ¼ TL gemahlener schwarzer Pfeffer

Zubereitung:

- Backofen auf 220 °C vorheizen. 2 Bleche mit Backpapier auslegen.

- Kichererbsen sehr trocken tupfen. Kichererbsen und Tomaten in jeweils einer extra Schüssel mit je 1 EL Olivenöl, ½ TL Thymian und Salz sowie ¼ TL Pfeffer vermischen.

- Kichererbsen auf das eine Backblech, Tomaten auf das andere geben und 18–20 Min. rösten, bis die Kichererbsen knusprig und die Tomaten aufgegangen sind und Feuchtigkeit abgegeben haben. Nach der Hälfte der Zeit jeweils wenden. Bleche aus dem Ofen nehmen und leicht abkühlen lassen.

- Hirse nach Packungsanweisung kochen. In eine große Schüssel geben. Petersilie, Minze und Ziegenkäse unterheben.

- Für das Dressing in einer kleinen Schüssel Zitronensaft, Schnittlauch und Olivenöl verquirlen. Mit Salz und Pfeffer würzen. Dressing über die Hirsemischung träufeln und durchschwenken.

- Zum Servieren Hirse auf 4 Schüsseln verteilen. Kichererbsen und Tomaten daraufgeben.

Gemüse-Ingwer-Pfanne

Abendessen

Vorbereitungszeit: 15 Min.

Kochzeit: 18 Min.

Menge: 4 Portionen

Zutaten:
2 EL Kokosöl · 1 weiße Zwiebel, gewürfelt · 3 Knoblauchzehen, gehackt · ca. 5 cm frischer Ingwer, geschält, gerieben · ½ Bund Frühlingszwiebeln, nur weiße und hellgrüne Teile, in dünne Scheiben geschnitten · 350 g kleine Blumenkohlröschen · 1 kleine Zucchini, längs halbiert, in Halbmonde geschnitten · 180 g kleine braune Champignons, in Scheiben geschnitten · 350 g kleine Brokkoliröschen · 120 g Zuckerschoten, halbiert · 60 ml Coco-Aminos-Würzsauce · 2 EL Apfelessig · 2 TL Honig · 1 EL Sesamsamen · 350 g Naturreis, gekocht · 4 EL frische Korianderblätter · 1 Limette, in Spalten geschnitten

Zubereitung:

- In einer großen Pfanne Kokosöl bei mittlerer bis hoher Temperatur erhitzen. Zwiebel hinzugeben und 5–6 Min. braten, bis sie leicht golden ist. Knoblauch, Ingwer und Frühlingszwiebeln hinzufügen und 1 Min. weiterbraten. Blumenkohl, Zucchini, Champignons, Brokkoli und Zuckerschoten hinzufügen und unter gelegentlichem Rühren 7–9 Min. kochen, bis sie leicht goldgelb und weich sind, aber noch etwas Struktur haben.

- In einer kleinen Schüssel Coco-Aminos, Essig, Honig und Sesam verquirlen. 1 Min. vor Ende der Garzeit des Gemüses die Sauce hinzufügen und schwenken, bis sie leicht andickt.

- Mit Naturreis servieren und mit Korianderblättern und Limettenspalten garnieren.

Gebackener Tofu mit Spargel und Bohnenpüree

Abendessen

Vorbereitungszeit: 20 Min.

Kochzeit: 30 Min.

Menge: 4 Portionen

Zutaten für Tofu und Spargel:
340 g fester Tofu · 4 EL natives Olivenöl extra · 1 TL Koriandersamen, zerstoßen · 2 TL Meersalz · 1 TL gemahlener schwarzer Pfeffer · 1 TL getrockneter Rosmarin · 900 g Spargel, geschält, harte Enden abgeschnitten

Zutaten für die Gremolata:
6 EL frische Blattpetersilie, gehackt · 6 EL frische Minzblätter, gehackt · 2 Knoblauchzehen, gehackt · Schale und Saft von 1 unbehandelten Zitrone (ca. 2 EL Saft) · 60 ml natives Olivenöl extra · ½ TL Meersalz

Zutaten für das Bohnenpüree:
2 EL natives Olivenöl extra · 1 Dose Cannellini-Bohnen (ca. 400 g), abgebraust, abgetropft · ½ TL Meersalz · ¼ TL gemahlener schwarzer Pfeffer

Zubereitung:

- Backofen auf 220 °C vorheizen. 2 tiefe Bleche mit Backpapier auslegen.

- Teller mit Küchenrolle auslegen. Tofu darauflegen, Küchenrolle darüber. Mit einer schweren Pfanne beschweren und 10 Min. stehen lassen, um überschüssige Flüssigkeit auszupressen.

- Tofu in 8 Streifen von 0,6–1,3 cm schneiden und auf ein Blech legen. Mit 2 EL Olivenöl beträufeln und mit Koriander, 1 TL Salz, ½ TL Pfeffer und Rosmarin bestreuen. Gewürze in den Tofu einreiben.

- Spargel auf das andere Blech legen. Mit 2 EL Olivenöl beträufeln und mit 1 TL Salz und ½ TL Pfeffer würzen. Schwenken, damit der Spargel gut bedeckt ist.

- Tofu auf der oberen Schiene 25–30 Min. braten, bis er zart, goldbraun und etwas knusprig wird. Nach der Hälfte der Zeit wenden. Während der letzten 15 Min. Spargel auf der unteren Schiene in den Ofen schieben und nach der Hälfte der Zeit einmal wenden.

- Für die Gremolata Petersilie, Minze, Knoblauch, Zitronenschale, Zitronensaft, Olivenöl und Salz in einer Schüssel vermengen und bis zum Servieren marinieren.

- Für das Bohnenpüree in einem kleinen Topf Olivenöl bei mittlerer Temperatur erhitzen. Bohnen hinzugeben und mit einem Kartoffelstampfer sanft pürieren, ggf. etwas Wasser hinzufügen, um die Masse zu glätten. Mit Salz und Pfeffer würzen. Warmhalten.

- Zum Servieren die pürierten Bohnen auf die Teller geben. Jeweils 1 Klecks Gremolata, etwas Spargel und zwei Tofustreifen daraufgeben.

Heilbutt mit grünen Bohnen und Tomaten

Abendessen

Vorbereitungszeit: 15 Min.

Kochzeit: 15 Min.

Menge: 4 Portionen

Zutaten:
4 EL frischer Schnittlauch, gehackt · 60 ml kaltgepresstes Olivenöl · 285 g grüne Bohnen, Enden abgeschnitten · 400 g gemischte Kirschtomaten, halbiert · 4 Heilbuttfilets ohne Haut (je 170–230 g) · 2 TL Meersalz · 1 TL gemahlener schwarzer Pfeffer · 4 TL frischer Thymian · 2 unbehandelte Zitronen, in dünne, runde Scheiben geschnitten

Zubereitung:

- Backofen auf 200 °C vorheizen.

- In einer kleinen Schüssel Schnittlauch und Olivenöl vermischen.

- Vier große herzförmige Stücke Backpapier ausschneiden. Jeweils ein Viertel der Bohnen und Tomaten auf eine Seite eines Herzens legen. Mit je 1 Heilbuttfilet belegen. Jedes Filet mit ½ TL Salz, ¼ TL Pfeffer und 1 TL Thymian würzen. Mit je 1 EL Schnittlauchöl beträufeln und mit Zitronenscheiben belegen.

- Ränder des Backpapiers ein paar Mal fest zusammenfalten, um die Päckchen zu verschließen.

- Päckchen auf zwei Backbleche verteilen. 14–16 Min. backen, bis der Fisch durchgegart ist. Die Päckchen erst kurz vor dem Verzehr öffnen. Vorsicht: Der Dampf ist heiß.

Geröstete Nussmischung mit Kräutern

Snacks

Vorbereitungszeit: 5 Min.

Röstzeit: 30 Min.

Menge: 4 Portionen

Zutaten:
65 g naturbelassene Walnüsse · 65 g naturbelassene Mandeln · 65 g naturbelassene Pekannüsse · 65 g naturbelassene Cashewkerne · 2 EL natives Olivenöl extra · 1 TL getrockneter Thymian · 1 TL getrockneter oder frischer Rosmarin · 1 TL Fenchelsamen · 1 TL Meersalz · ½ TL gemahlener schwarzer Pfeffer

Zubereitung:

- Backofen auf 150 °C vorheizen.

- In einer großen Schüssel Nüsse und Kerne mischen. Auf einem tiefen Backblech verteilen. Mit Olivenöl beträufeln und mit Kräutern, Samen, Salz und Pfeffer bestreuen. Schwenken, um die Gewürze zu verteilen.

- 30 Min., oder bis sie duften, rösten, dabei alle 10 Min. umrühren. Das Blech aus dem

Ofen nehmen und vollständig abkühlen lassen.

- Nussmischung in einem luftdichten Behälter bei Raumtemperatur aufbewahren. Sie hält bis zu einem Monat.

Guacamole

Snacks
Vorbereitungszeit: 5 Min.

Menge: 2 Portionen

Zutaten:
1 Avocado, entkernt, geschält · 1 Schalotte, gehackt · 1 Knoblauchzehe, gehackt · 2 EL frischer Koriander, gehackt · Saft von 1 Limette · 1 Prise Cayennepfeffer (optional) · ½ TL Meersalz

Zubereitung:

- In einer großen Schüssel alle Zutaten mit einer Gabel oder einem Kartoffelstampfer bis zur gewünschten Konsistenz zerdrücken.

Cremiger Hummus

Snacks
Vorbereitungszeit: 5 Min.

Menge: 4 Portionen

Zutaten:
1 Dose Kichererbsen (ca. 425 g), abgetropft, dabei Flüssigkeit auffangen, und abgebraust · 4 EL Tahin · 2 Knoblauchzehen · Saft von 1 Zitrone (ca. 2 EL) · 1 TL Meersalz · ¼ TL gemahlener Kreuzkümmel · 60 ml natives Olivenöl extra + etwas zum Garnieren · ¼ TL Paprikapulver · 2 EL gehackte frische Blattpetersilie · Möhren, Sellerie, Gurke, Paprika, in mundgerechte Stücke geschnitten

Zubereitung:

- Kichererbsen, Tahin, Knoblauch, Zitronensaft, Salz und Kreuzkümmel in einem Hochleistungsmixer fein pürieren.

- Bei laufendem Gerät langsam Olivenöl hinzufügen und so lange mixen, bis die Masse glatt ist. Bei Bedarf etwas aufgefangene Kichererbsenflüssigkeit hinzufügen.

- Hummus in eine Schüssel geben und mit zusätzlichem Olivenöl, Paprikapulver und Petersilie garnieren.

- Nach Geschmack mit Karotten-, Sellerie-, Gurken- und Paprika-Sticks servieren.

Vorschläge zur Supplementierung

Für diejenigen, die nicht genügend Mikronährstoffe zu sich nehmen, lohnt es sich, über Nahrungsergänzungsmittel nachzudenken. So stellen Sie sicher, dass Sie alle Nährstoffe, die wichtig für Ihre Gesundheit und Ihre Lymphe sind, aufnehmen. Folgende Supplemente empfehlen wir:

Omega-3-Fettsäuren

Diese Fette haben viele gesundheitliche Vorteile und unterstützen unter anderem die Funktion des Gehirns, des Kreislaufs und des Immunsystems.

Empfohlene Dosis: 1–3 g täglich, kombiniert mit EPA und DHA

Vitamine A, C, D und E

Vitamine erfüllen viele wichtige Funktionen, darunter auch den Schutz vor Krankheiten. Einige fangen schädliche freie Radikale. Lassen Sie Ihren Vitamin-D-Spiegel regelmäßig überprüfen. Tocotrienole sind Teil der Vitamin-E-(Tocopherol-)Familie und haben viele Vorteile, zum Beispiel schützen sie vor Krebs.

Empfohlene Dosis: Hochwirksamer Multivitamin- und Mineralienkomplex (wie auf dem Etikett angegeben). Vitamin C: 500 mg 2-mal täglich. Vitamin D_3: 2 000 IE täglich. Lassen Sie Ihren Vitamin-D-Spiegel regelmäßig messen, ist er unter 30 ng/ml, nehmen Sie 10 000 IE täglich, ist er über 50 ng/ml, nehmen Sie 2 000 IE täglich. Nehmen Sie Vitamin D zusammen mit Vitamin K_2 ein. Vitamin E: 400 IU.

B-Vitamine

Die Gruppe der B-Vitamine erfüllt eine Vielzahl von Aufgaben, unter anderem trägt sie zur Funktionalität der Zellen bei. Außerdem wird sie häufig mit dem Gesamtenergielevel und der allgemeinen Gesundheit in Verbindung gebracht.

Empfohlene Dosis: methylierter B-Komplex (wie auf dem Etikett angegeben)

Mineralstoffe

Mineralstoffe haben viele Funktionen, die den Körper unterstützen. Besonders wichtig sind Magnesium und Zink.

Magnesium trägt zur Aufrechterhaltung der Funktion von Nerven und Muskeln bei. Zu den am besten bioverfügbaren Formen gehören Magnesiummalat, -citrat, -lysinat, -glycinat, -threonat (komplexiert mit den Aminosäuren Lysin, Glycin und Threonin); Threonin scheint Magnesium besser als andere Formen in das zentrale Nervensystem zu transportieren.

Zink spielt eine Schlüsselrolle bei der Aufrechterhaltung eines gesunden Immunsystems. Die Formen Gluconat und Picolinat werden gut absorbiert.

Empfohlene Dosis: Magnesium: Frauen 250–500 mg täglich; Männer 500–1 000 mg täglich. Zink: Frauen 15–30 mg täglich; Männer 30–50 mg täglich zu einer Mahlzeit.

Alpha-Liponsäure

Alpha-Liponsäure hat antioxidative Eigenschaften, die dazu beitragen, Krankheiten zu bekämpfen, indem sie Schäden an den Zellen verhindern. Sie ist gleichermaßen wasser- und fettlöslich.

Empfohlene Dosis: 300–600 mg täglich, je nach Grad des oxidativen Stresses im Organismus

Coenzym Q 10

Dieser Nährstoff wirkt sich auf den Stoffwechsel aus und schützt vor Krankheiten. Er ist wichtig für die Mitochondrien, die »Energiefabriken« einer jeden Zelle. Die aktive (reduzierte) Form von Co Q10 heißt Ubiquinol. Sie wird besser absorbiert, insbesondere bei älteren Menschen. Der Co-Q-10-Spiegel kann im Blut gemessen und so die optimale die Zufuhr bestimmt werden.

Empfohlene Dosis: 100–400 mg täglich Ubiquinol

Pterostilbene

Das Polyphenol kommt in vielen Lebensmitteln vor, wird kommerziell aber aus dem Kernholz von Pterocarpus-Arten isoliert. Es hat ähnliche krankheitsbekämpfende Eigenschaften wie Resveratrol, ist aber besser bioverfügbar.

Empfohlene Dosis: 50–250 mg täglich

Resveratrol

Das Polyphenol ist in Weintrauben enthalten und hat eine starke Anti-Aging-Wirkung. Es trägt dazu bei, die Zellfunktion zu verbessern und Entzündungen zu verringern.

Empfohlene Dosis: 50–100 mg täglich

Quercetin

Quercetin ist in vielen Pflanzen und Lebensmitteln enthalten. Das aus Pflanzen gewonnene Polyphenol trägt zum Schutz vor schädlichen freien Radikalen bei. Es wird besser absorbiert, wenn es mit dem Enzym Bromelain kombiniert wird, das in Ananas enthalten ist.

Empfohlene Dosis: 250–500 mg täglich

Kurkumin

Das Polyphenol ist in Kurkuma enthalten. Es hat entzündungshemmende Eigenschaften und bietet einen starken Schutz für Darm, Gehirn und Immunsystem. Am besten aufgenommen wird es in liposomaler oder Nanoemulsionsform.

Empfohlene Dosis: 500–1 000 mg, zweimal täglich

Hesperidin

Das Bioflavonoid ist in Zitrusfrüchten enthalten und trägt zur Verringerung von Entzündungen bei.

Empfohlene Dosis: 50 mg täglich

Diosmin

Das natürliche Flavonoid ist in Pflanzen, hauptsächlich in Zitrusfrüchten, enthalten. Es wirkt entzündungshemmend und fördert die Lymphdrainage.

Empfohlene Dosis: 450 mg täglich

Rosskastanienextrakt

Dieser Extrakt fördert eine gesunde Entzündungsreaktion und unterstützt das venöse System.

Empfohlene Dosis: 250 mg täglich

Traubenkernextrakt

Die Polyphenolmischung trägt zur Unterstützung von Kollagen und Elastin bei, die die Wände der Blut- und Lymphgefäße stützen und so den Blutfluss fördern.

Empfohlene Dosis: 100 mg täglich

Yoga-Basics für die Lymphe

Das Praktizieren von Yoga hat viele Vorteile für Ihre Gesundheit.

Wissenschaftliche Untersuchungen haben gezeigt, dass Yoga helfen kann, Herzkrankheiten vorzubeugen und sie sogar rückgängig zu machen. Die Wechselatmung (Seite 140) kann den Blutdruck senken. Die Yogapraxis und ihre Wirkung auf den Lymphfluss helfen nachweislich auch bei der Vorbeugung und Behandlung von Diabetes. Die Glukosetoleranz und die Insulinresistenz verbesserten sich nach drei Monaten.

Auf den folgenden Seiten finden Sie eine komplette Yoga-Übungsreihe. Wir empfehlen Ihnen, sie ein paar Mal pro Woche zu üben; sie dauert etwa 45 Minuten. Aber keine Sorge, wenn Sie nicht so viel Zeit haben. Dafür stellen wir Ihnen zwei modifizierte Versionen vor, eine 20-minütige und eine 5-minütige. Wenn Sie Anfänger sind, fangen Sie langsam an. Unabhängig davon, wie lange Sie üben, werden Sie die Wirkung meist sofort spüren.

Suchen Sie sich einen ruhigen Ort für Ihre Yogastunde. Sie können die Übungen schweigend durchführen oder eine Musik auswählen, die Sie als beruhigend empfinden. Wir empfehlen »Healing Sanctuary« von Dean Evenson, das Sie im Internet bestellen können. Dimmen Sie das Licht und lassen Sie Ihre Lymphe fließen.

Für alle Yogastellungen können Sie im Internet Bilder und Videos finden, wenn Sie nach dem Namen der Übungen suchen. Es kann sein, dass Sie am Anfang nicht in der Lage sind, in die Haltungen zu kommen. Das ist nicht schlimm. Es geht darum, in jede Position zu kommen, die Sie einnehmen können, um Ihren Körper zu stärken, zu dehnen und auszubalancieren.

Summen, rhythmisches Sprechen oder Singen

Beginnen Sie Ihre Yogasitzung, indem Sie einige Minuten lang summen, rhythmisch sprechen oder singen, um sich zu entspannen.

Musik aktiviert alle Regionen des Gehirns, verlagert aber den Blutfluss und die elektrische Aktivität auf die rechte Seite des Gehirns, wodurch ein besseres Gleichgewicht zwischen der linken Gehirnhälfte (Denken, Verbalisieren) und der rechten Gehirnhälfte (nichtlineare, bildhafte Aktivitäten) hergestellt wird. Sie können diese ausgleichende Wirkung auf die rechte und linke Gehirnhälfte spüren, wenn Sie summen oder singen.

Welches Problem Sie auch immer gerade beschäftigt, versuchen Sie, es zur Melodie eines Kinderliedes zu singen, etwa so: »Oh, ich habe eine schwere Zeit mit ... und ich suche nach neuen Lösungen.« Höchstwahrscheinlich werden Sie anfangen zu lachen, weil Ihr Gehirn die Situation durch die Wirkung dieser »Musikuntermalung« anders betrachtet. Das zeigt, dass das Gehirn bei Musik anders funktioniert, nämlich mit einem besseren Gleichgewicht zwischen rechter und linker Gehirnhälfte.

Die linke Gehirnhälfte misst die lineare Zeit und ist der Ort, an dem wir im Allgemeinen über die Vergangenheit oder die Zukunft nachdenken. Die rechte Gehirnhälfte nimmt die Zeit nicht auf die gleiche Weise wahr. Wir können uns ein wenig vom Dauerstress der linken Gehirnhälfte befreien, indem wir die Erfahrung der rechten Gehirnhälfte mit der »Kraft des Jetzt« aktivieren.

Wenn Sie Ihr Yogaprogramm mit Summen, rhythmischem Sprechen oder Singen beginnen, wirkt sich das auf den Lymphfluss aus. Denn wenn Sie entspannter sind, weiten sich Ihre Lymphgefäße. Deshalb muss das Summen oder Singen eine Form haben, die Sie mögen und bei der Sie sich entspannt fühlen. Sie brauchen dafür nur ein paar Minuten.

Sie können traditionelle Yoga-Gesänge wie »Om« oder »Om Shanti« (der »mm«-Klang kann sehr beruhigend sein; »shanti« bedeutet »Frieden«), eine Hymne oder ein Lied ausprobieren, das Ihnen gefällt. Sie können aber auch schweigen oder diesen Teil der Stunde auslassen, wenn Sie sich dabei nicht wohlfühlen.

Wissenschaftliche Untersuchungen haben gezeigt, dass Summen, rhythmisches Sprechen oder Singen den Lymphfluss auf verschiedene Weise fördert. Wenn Sie entspannter sind, erweitern sich durch die Wirkung des Parasympathikus Ihre Lymphgefäße, sodass mehr Flüssigkeit hindurchfließen kann.

Außerdem erhöht das Summen von »mm«, zum Beispiel bei »Om« oder »Om Shanti«, die Konzentration einer Substanz namens Nitroxyl, die sich in der Auskleidung von Gefäßen befindet und diese erweitert.

Augenübungen

Augenübungen helfen Ihnen, die Lymphflüssigkeit voranzutreiben und zu entspannen. Diese Entspannungsreaktion ermöglicht es den Lymphgefäßen, sich lokal und im ganzen Körper zu weiten, sodass mehr Flüssigkeit hindurchfließen kann.

In der Embryonalphase werden die Augäpfel und Augenstrukturen aus dem Gehirngewebe gebildet, diese direkten Verbindungen bleiben bestehen. Das ist einer der Gründe dafür, dass man oft erkennen kann, was jemand denkt, wenn man ihm in die Augen schaut, aber nicht, wenn man auf seine Hand oder seinen Fuß schaut. Wenn Sie lächeln, aber Ihre Augen nicht, kann das Ihre wahren Gefühle verraten.

Yoga-Augenübungen können Ihr Stressniveau senken, da die Spannung der Augenmuskeln mit der allgemeinen Müdigkeit und Anspannung Ihres Körpers zusammenhängt. Wenn sich Ihre Augenmuskeln entspannen, folgt Ihr ganzer Körper.

Die Übungen können sogar das Sehvermögen verbessern: In einem Experiment wurde das muskellähmende Mittel Cuare in die Augenmuskeln injiziert, und die Sehkraft der Probanden verbesserte sich. Das zeigt, dass angespannte Augenmuskeln die Fähigkeit des Augapfels beeinträchtigen können, sich an Sehaufgaben richtig anzupassen.

So geht's:

- Führen Sie die Augenübungen, die Sie sich im Internet aussuchen, auf eine möglichst beruhigende und entspannende Weise durch.
- Beenden Sie die Augenübungen, indem Sie Ihre geschlossenen Augen sanft von innen nach außen massieren. Dadurch wird die Lymphflüssigkeit in den Augen bewegt. Sie werden spüren, wie sich Ihre Augen und dann Ihr ganzer Körper entspannen.
- Reiben Sie dann Ihre Handflächen aneinander, bis Sie ein Gefühl von Wärme verspüren, und legen Sie diese »Schalen« für einige Augenblicke auf Ihre Augen. Spüren Sie, wie sich Ihre Augen durch die Wärme und die Dunkelheit weiter entspannen. Weitere Informationen finden Sie in dem Buch von Robert Abel »The Eye Care Revolution«.

Sonnengruß

Die meisten Tiere beginnen ihren Tag nach dem Aufwachen mit etwas Stretching. Es fühlt sich gut an, neu anzufangen und alle Verspannungen im Körper zu lösen, die sich während der Nacht aufgebaut haben. Dehnen kann auch helfen, die Funktion des Lymphsystems auf einfache Weise zu verbessern. Und Spaß macht es auch noch!

Beginnen Sie Ihre Yogastunde am besten mit dem Sonnengruß, das hat viele Vorteile: Die Abfolge der Übungen beim Sonnengruß macht wach, erwärmt den ganzen Körper und bereitet ihn auf die folgenden Haltungen vor. Wenn Sie den Sonnengruß am Morgen praktizieren, kann er Ihnen zu einem besseren Tag verhelfen. Er bringt Ihre Lymphe auf eine bestimmte Art und Weise zum Fließen, die aufeinanderfolgende Wirkungen hervorruft. Auf jeden Fall ist er eine wunderbare Art, den Tag zu begrüßen, auch wenn die Sonne hinter Wolken verschwunden ist. Er kann Ihnen helfen, mit Ihrer »inneren Sonne« in Kontakt zu kommen.

Die Übungsabfolge beim Sonnengruß wirkt sich auf den gesamten Körper aus und drückt die Lymphflüssigkeit über die Kontraktion der angrenzenden Muskeln in den verschiedenen Körperteilen zusammen, während Sie in die Haltungen hinein- und aus ihnen herausgehen.

So geht's:

- Legen Sie Ihre Handflächen über Ihr Herz. So können Sie eine Verbindung zu Ihrem inneren Selbst aufbauen. Eine solche Gebetshaltung kann, wenn Sie es wünschen, auch zur Entspannung beitragen. Möglicherweise diente diese Gebetsgeste in der Geschichte auch dazu, dass sich ein

Fremder sicherer fühlte (»Sieh her, keine Waffen in meinen Händen«). Dadurch konnten sich alle entspannen.

- Strecken Sie sich mit verschränkten Daumen nach oben zum Himmel oder zur Decke und wölben Sie dann ganz sanft den Rücken. Die verschränkten Daumen erlauben Ihnen, ein wenig zu ziehen, um steife Muskeln leichter zu dehnen und so Platz für den Lymphfluss zu schaffen. Achten Sie darauf, dass Sie sich nicht überanstrengen.
- Greifen Sie dann langsam nach vorn und versuchen Sie, mit den Händen Ihre Knie oder den Boden zu berühren. Gehen Sie nur so weit nach vorn, wie Sie sich ganz entspannt halten können. Beugen Sie die Knie, wenn nötig. Mit zunehmender Übung wird Ihre Beweglichkeit besser. Halten Sie die Übung nur so lange, wie es Ihnen leichtfällt.
- Üben Sie weiter, wie auf der Abbildung dargestellt. Beginnen Sie mit zwei oder drei Runden; vielleicht möchten Sie auch mehr machen, wenn Sie Zeit haben.

Der Sonnengruß hilft Ihnen, sich für die anderen Yogastellungen aufzuwärmen, aufzuwachen und sich gleichzeitig auch zu entspannen. Der Sympathikus, der sich in der Mitte des Rückens entlang der Wirbelsäule befindet, ist ein Teil des Nervensystems, der Sie aktiviert, indem er den Blutdruck erhöht, die Herzfrequenz steigert und die Blut- und Lymphgefäße direkt verengt. Beugungen nach hinten wirken auf den Sympathikus und die Nebennieren, die zusammen auch das Adrenalin erhöhen. Adrenalin ist ein

Der Sonnengruß besteht aus mehreren Übungen.

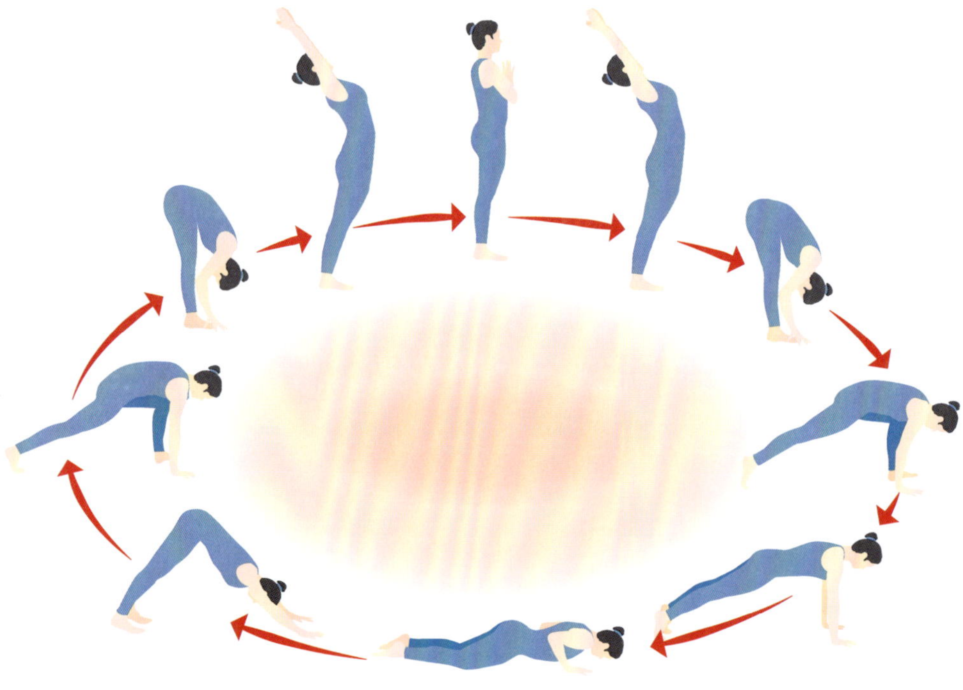

Hormon, das von den Nebennieren produziert wird und dazu beiträgt, dass Sie sich wacher fühlen, was die Reaktion »Abwarten«, »Kampf« oder »Flucht« auslöst (Seite 98).

Die Vorwärtsbewegungen des Sonnengrußes stimulieren die Parasympathikus-Nerven, die sich in der Wirbelsäule und im Nacken befinden und die Sie in einen entspannten Zustand versetzen.

Nach ein paar Runden werden Sie sich wacher und gleichzeitig ruhiger fühlen und bereit sein, den Tag zu beginnen. Durch regelmäßiges Üben werden die einzelnen Haltungen viel einfacher und natürlicher. Sie werden Ihren Tag nicht mehr ohne sie beginnen wollen.

Die Freude an dieser Übung wird durch ihre allgemeinen Vorteile noch verstärkt. Es hat sich gezeigt, dass die Rückbeugen das sympathische Nervensystem aktivieren, während die Vorbeugen den Parasympathikus ansprechen, sodass Sie sich am Ende besonders wach und dennoch ruhig fühlen.

Kleine Kobra

So geht's:

- Legen Sie sich auf den Bauch auf Ihre Matte, Ihre Hände sind unter Ihren Schultern.
- Schauen Sie nach vorn. Heben Sie Ihren Oberkörper an, aber lassen Sie die Ellbogen gebeugt. Atmen Sie ruhig.
- Gehen Sie nur so weit und halten Sie die Stellung nur so lange, wie es Ihnen angenehm ist.

Wie immer sollten Sie sich zwischen den Übungen Zeit zum Entspannen nehmen, weil das den Lymphfluss fördert.

Wirkung: Diese Dehnung für den oberen Rücken aktiviert Ihr sympathisches Nervensystem und hilft Ihnen, wach zu werden. Der Lymphfluss im Brustbereich wird gefördert, was zum Schutz des Herzens beiträgt. Außerdem wird die Lymphe durch den oberen Teil des Körpers gedrückt. Untersuchungen haben gezeigt, dass ein guter Lymphfluss im Herzbereich lebenswichtig ist.

Rückenbeuge für den unteren Rücken

So geht's:

- Legen Sie sich auf den Rücken. Schieben Sie die Arme mit den Handflächen nach unten unter Ihren Körper.
- Heben Sie sanft die Beine an, erst das eine, dann das andere und schließlich beide zusammen.

Machen Sie zwischen den einzelnen Haltungen eine Pause. Achten Sie wie immer darauf, dass Sie sich nicht überanstrengen.

Wirkung:

In unserer westlichen Kultur sitzen wir viel zu viel. Diese Übung kann dazu beitragen, die Lymphzirkulation im Gesäß zu erhöhen. Bei regelmäßiger Ausführung kann diese Haltung dazu beitragen, Beschwerden im unteren Rückenbereich zu lindern und insbesondere Problemen mit den Bandscheiben vorzubeugen und diese zu behandeln.

Bogen

So geht's:

- Nehmen Sie die Position sanft ein. Legen Sie sich auf den Bauch und strecken Sie die Hände nach hinten, sodass sie die Zehen berühren.
- Halten Sie die Position so lange wie möglich und wippen Sie dann langsam hin und her.

Wirkung: In dieser Position können Sie den Lymphfluss zu den Bauchorganen verbessern und den Abtransport der Lymphflüssigkeit nach oben unterstützen, wo sie in den Blutkreislauf zurückfließen kann. Der Bogen massiert die Lymphe und auch die Bauchorgane selbst, sodass die Lymphe in ihnen besser fließen kann. Diese Haltung ist besonders für Diabetiker hilfreich, weil sie die Blut- und Lymphversorgung der Bauchspeicheldrüse fördert und so deren Funktion optimiert.

Sitzende Vorbeuge

So geht's:

- Setzen Sie sich aufrecht hin und strecken Sie zunächst das rechte Bein aus.
- Beugen Sie das linke Bein und stellen Sie den linken Fuß so weit, wie es für Sie angenehm ist, neben das gestreckte rechte Bein.
- Verschränken Sie Ihre Daumen, atmen Sie ein und strecken Sie sich langsam nach oben, wobei Sie Ihre Daumen anziehen, um so groß wie möglich zu werden.
- Beugen Sie sich mit der Ausatmung aus der Hüfte nach vorn über das rechte Bein. Halten Sie Ihr rechtes Bein fest, entspannen Sie sich in dieser Haltung und atmen Sie ruhig. Halten Sie die Position nur so lange, wie es Ihnen angenehm ist. Lassen Sie die Schwerkraft wirken.
- Wiederholen Sie die Übung mit dem anderen Bein und dann mit beiden Beinen zusammen.

Wirkung: Diese Übung aktiviert die Parasympathikus-Nerven an der Basis der Wirbelsäule und bewirkt, dass Sie sich besonders entspannt und ruhig fühlen.

Schulterstand

Nachdem Sie die Lymphzirkulation im Ober- und auch im Unterkörper erhöht haben, können Sie nun die Wirkung der Schwerkraft nutzen, um alles abfließen zu lassen, was sich bis dahin angestaut hat. Der Schulterstand wird als Ganzkörperhaltung bezeichnet, da er die Gesundheit des gesamten Körpers fördert.

So geht's:

- Strecken Sie die Beine gerade in die Luft, die Schultern liegen auf dem Boden, und die Hände stützen den Körper unter den Hüften. Gehen Sie langsam in die Position hinein und wieder heraus.
- Sie können sich auch ein Kissen unter den Nacken legen oder als Variante die Beine gegen eine Wand lehnen.
- Halten Sie die Position nur so lange, wie Sie sich dabei wohlfühlen.
- Mit etwas Übung können Sie länger in dieser Haltung verweilen und sie im Laufe des Tages auch wiederholen.

Wirkung: Im Schulterstand hilft die Schwerkraft, dass die Lymphflüssigkeit in den Blutkreislauf zurückfließt, wo sie dann von Leber, Nieren und Lunge verarbeitet werden kann. Darüber hinaus stimuliert die Position des Nackens die dort befindlichen parasympathischen Nerven. Deren Aktivität ruft die Entspannungsreaktion hervor, die direkt die Lymphgefäße erweitert.

Der Schulterstand senkt den Blutdruck und entspannt den ganzen Körper, indem er die Blutdrucksensoren im Nacken (Barorezeptoren) stimuliert und, wie bereits erwähnt, die Aktivität und Entspannung der parasympathischen Nerven erhöht und damit den Lymphfluss fördert.

In einer Studie wurde festgestellt, dass sich die Schilddrüsenfunktion der Teilnehmenden, die einen Schulterstand machten und dann höherem Stress ausgesetzt waren, im Vergleich zu denjenigen, die keinen Schulterstand machten, verbesserte. Die Bewegung der Lymphe ist ein entscheidender Faktor für diese Veränderung.

Halsverlängerungshaltung

So geht's:

- Nachdem Sie den Nacken im Schulterstand nach vorn gebeugt haben, können Sie Ihre Nackenmuskeln für ein Drittel der Zeit, die Sie im Schulterstand verbracht haben, in die entgegengesetzte Richtung dehnen.
- Gehen Sie langsam und behutsam in die Haltung hinein und wieder heraus, und verwenden Sie bei Bedarf ein Kissen, um es bequem zu haben.
- Wenn Sie die Zeit im Schulterstand erhöhen, können Sie auch länger in dieser Nachfolgeposition verweilen, aber streben Sie nur ein Drittel der Zeit an, die Sie im Schulterstand verbringen.

Wirkung: Diese Übung hilft, den Nacken nach der Anstrengung des Schulterstandes weiter zu entspannen, und unterstützt außerdem das Vorschieben der Lymphe im Nacken.

Drehsitz

Nachdem Sie die Lymphflüssigkeit über den Schulterstand (Seite 136) nach unten laufen lassen haben, können Sie mit dieser Haltung die Lymphe weiter durch die Nieren und Nebennieren drücken. Sie massiert sanft diese Organe, die sich im mittleren Rückenbereich befinden.

Ein Viertel der Blutmenge jedes Herzschlags wird durch die Nieren gefiltert, die den ganzen Tag schwer arbeiten, um Ihr Blut im Gleichgewicht und gesund zu halten. Durch die direkte Massage gelangt die Lymphe zu den Nieren und hilft ihnen, ihre wichtige Funktion zu erfüllen.

Die Nebennieren sitzen wie kleine Wollmützen oben auf den Nieren. Nebennieren und Nieren sind durch den übermäßigen Stress, den unsere Kultur routinemäßig in uns hervorruft, überaktiviert.

Der Drehsitz ist besonders hilfreich für Frauen nach der Menopause, wenn die Nebennieren gerade genug Östrogen produzieren, um Wechseljahresbeschwerden zu lindern, ohne die mit einer Hormonersatztherapie verbundenen Risiken.

Gehen Sie langsam und behutsam in die Haltung hinein, sodass Sie sich wohlfühlen. Halten Sie die Position nur so lange, wie Sie entspannt bleiben können.

Vorbeuge mit gekreuzten Beinen

So geht's:

- Kreuzen Sie bequem die Beine und setzen Sie sich gerade hin.
- Atmen Sie tief ein und beugen Sie sich beim Ausatmen sanft aus der Hüfte nach vorn. Achten Sie darauf, sich nicht anzustrengen; entspannen Sie sich in der Haltung. Bleiben Sie nur so lange in der Position, wie es angenehm ist.
- Setzen Sie sich dann langsam wieder auf, atmen Sie dabei ein und bleiben Sie einen Moment sitzen, um den entspannten Zustand zu spüren.

Wirkung: Diese Haltung wird manchmal auch als »Siegel des Yoga« bezeichnet, weil sie die Entspannungsenergie aller vorangegangenen Haltungen verstärkt. Sie hilft, den Körper zu beruhigen, indem sie die parasympathischen Nerven an der Basis der Wirbelsäule dehnt und aktiviert.

Progressive Tiefenentspannung

Die progressive Tiefenentspannung ist das Dessert der Yogastunde. Sie macht sich die Verbindung zwischen Geist und Körper zunutze. Stellen Sie sich ein Gummiband vor, dass Sie erst spannen und anschließend loslassen.

Atmen Sie tief ein und spannen Sie dabei Ihre Muskeln systematisch an, einen nach dem anderen. Dann lassen Sie alles wieder los, während Sie durch den offenen Mund mit einem zischenden Geräusch ausatmen.

Vielleicht haben Sie, wie viele von uns, mehr Spannung in Ihren Muskeln, als Ihnen bewusst ist. Wenn Sie die Auswirkungen der körperlichen Anspannung und des anschließenden Loslassens erfahren, können Sie zu sich selbst sagen: »So fühlt es sich also an, wenn ich wirklich entspannt bin!«

Als Nächstes konzentrieren Sie Ihren Geist auf die verschiedenen Teile Ihres Körpers. Beginnen Sie mit den Zehen und wandern Sie den Körper hinauf. Entspannen Sie diese Bereiche ganz bewusst noch weiter.

Unser Geist ist in bemerkenswerter Weise in der Lage, sich mit unserem Körper zu verbinden. Durch das Anbringen von Sensoren am Daumen wurde festgestellt, dass die meisten Menschen ihren Daumen wärmer machen können, wenn sie ihm das in Gedanken »sagen« und es sich auch vorstellen. Sie brauchten dafür etwa sechs Sitzungen.

Nachdem Sie die verschiedenen Körperteile in Gedanken durchlaufen haben, konzentrieren Sie sich auf Ihren Atem. Weil Atem und Geist untrennbar miteinander verbunden sind, werden Sie ruhiger und entspannter, wenn Sie den Atem verlangsamen. Diese Fähigkeit können Sie nutzen, um Stress abzubauen, wie wir im Kapitel »Yoga-Atemübungen« (Seite 139) sehen werden.

Richten Sie dann den Fokus Ihres Geistes auf den Raum zwischen den Augenbrauen. In der Yogatradition ist das das Zentrum, in dem sich Körper und Geist mit der Seele verbinden; es wird »das dritte Auge« genannt. Beobachten Sie Ihre Gedanken wie Wolken, die kommen und gehen. Dadurch werden Sie noch ruhiger.

Gehen Sie schließlich über Ihre wechselnden Gedanken hinaus und erleben Sie die tiefe Entspannung Ihrer Seele, die auch als »reines Bewusstsein« bezeichnet wird. Ruhen Sie in diesem tiefen Frieden, so lange, wie Sie möchten.

Dann vertiefen Sie Ihren Atem wieder und spüren, wie er durch Ihren Körper wandert, um ihn aufzuwecken. Beginnen Sie, die Hände und Füße zu bewegen, dann Arme und Beine. Setzen Sie sich, immer noch in diesem tiefen Entspannungszustand, langsam auf, und machen Sie sich bereit für die Atemübungen.

Wenn Sie sich ein- bis zweimal täglich Zeit für diese Tiefenentspannung nehmen, kann sich das positiv auf Ihren Lymphfluss auswirken. Die Auswirkungen der Entspannung auf Ihr Nerven- und Hormonsystem erweitert die Lymphgefäße und entspannt die Muskeln, sodass mehr Flüssigkeit durch Ihren Körper fließen kann.

Visualisierung und Bildsprache

Wenn Sie völlig entspannt sind, können Sie vor Ihrem geistigen Auge sehen, wie Flüssigkeiten, Nährstoffe und Antikörper, zum Beispiel weiße Blutkörperchen, dorthin fließen, wo sie benötigt werden, um kranke Bereiche zu heilen. Stellen Sie sich vor, wie sich Ihre weißen Blutkörperchen auf blockierte Bereiche stürzen oder Entzündungen beseitigen. Nehmen Sie sich ein paar Minuten Zeit dafür und benutzen Sie die Bilder, die Ihnen am meisten zusagen.

Yoga-Atemübungen

Alles, was Sie bisher getan haben, bereitet Sie auf die noch stärkere Entspannungswirkung der Yoga-Atemübungen vor. Wenn wir gestresst sind, atmen wir schnell und oberflächlich, wenn wir entspannt sind, langsam und tief. Wenn es Ihnen gelingt, langsam und tief zu atmen, können Sie Ihren Entspannungszustand selbst beeinflussen.

Das funktioniert über den so genannten Hering-Breuer-Reflex. Die Dehnungsrezeptoren in der Lunge werden aktiviert, wenn Sie tief einatmen, und senden über den Vagusnerv ein Signal an das Gehirn, das die Aktivität des Parasympathikus auslöst. Das führt dazu, dass der gesamte Körper eine Entspannungsreaktion erfährt. Ein einziger tiefer Atemzug entspannt also sofort den ganzen Körper.

Probieren Sie es aus: Atmen Sie tief ein und merken Sie, wie Sie sich schnell am ganzen Körper entspannter fühlen. Yoga-Atemübungen sind ortsungebunden. Sie können sie überall anwenden, wann immer Sie sich gestresst fühlen.

Dreistufige Tiefenatmung

Für das Erreichen der tiefsten Atmung wird die dreistufige Tiefenatmung empfohlen. Wenn wir gestresst sind, atmen wir oft schnell und flach aus dem Brustkorb. Wir können eine stärkere Aktivierung des Hering-Breuer-Reflexes erreichen, wenn wir das Zwerchfell stärker beanspruchen.

Babys atmen von Natur aus so. Beobachten Sie einen Säugling beim Schlafen und Sie werden sehen, wie sich der Bauch bei jeder Ein- und Ausatmung hebt und senkt. Opernsänger werden sogar darauf trainiert, immer auf diese Weise zu atmen, um ihre Gesangskapazität zu maximieren.

So geht's:

- Legen Sie eine Hand auf Ihren Bauch und die andere auf Ihre obere Brust. Spüren Sie beim langsamen Einatmen, wie sich Ihr Bauch ausdehnt, dann Ihre untere Brust und schließlich Ihre obere Brust.
- Atmen Sie langsam von oben nach unten aus und spannen Sie zum Schluss Ihre Bauchmuskeln sanft an, damit Sie so viel Luft wie möglich ausstoßen.
- Atmen Sie wieder ein und wiederholen Sie diese Atmung so lange, wie es Ihnen angenehm ist.

Anfangs genügen ein paar Minuten; Sie können die Zeit allmählich verlängern und die Übung mehrmals am Tag wiederholen, um eine optimale Entspannung zu erreichen. Wenn Sie geübter sind, brauchen Sie Ihre Hände nicht mehr zu Hilfe zu nehmen.

Praktizieren Sie diese Form der Atmung regelmäßig, können Sie beginnen, die Bauchatmung als ständige Art des Luftaustauschs über den ganzen Tag hinweg zu nutzen, anstatt nur aus dem Brustkorb heraus zu atmen.

Wechselatmung

Führen Sie nach einigen Runden der dreistufigen Tiefenatmung die Wechselatmung durch. Die Luft, die durch das rechte Nasenloch strömt, stimuliert das sympathische Nervensystem. Wenn Sie durch das linke Nasenloch atmen, wird das parasympathische Nervensystem über den Vagusnerv aktiviert. Der Atemwechsel zwischen den beiden Nasenlöchern wirkt weiter entspannend, weil er die sympathische und die parasympathische Wirkung ausgleicht.

Darüber hinaus gleicht diese Praxis innerhalb kurzer Zeit die Aktivität der rechten und linken Gehirnhälfte aus und versetzt unser Bewusstsein in einen entspannteren Zustand.

So geht's:

- Beginnen Sie, indem Sie mit dem rechten Daumen das rechte Nasenloch verschließen und durch das linke ausatmen. Setzen Sie die dreistufige Tiefenatmung (Seite 139) ein, um einen maximalen Luftstrom zu erreichen.
- Atmen Sie durch das linke Nasenloch ein, wiederum mit der dreistufigen Tiefenatmung.
- Verschließen Sie dann das linke Nasenloch und atmen Sie durch das rechte aus und wieder ein. Zum Schluss atmen Sie durch das linke Nasenloch aus.
- Atmen Sie einige Minuten lang abwechselnd durch beide Nasenlöcher.

Sie können die Dauer der Wechselatmung allmählich erhöhen und mehr als eine Sitzung pro Tag durchführen, um eine optimale Entspannung und damit den Lymphfluss zu fördern. Es ist erwiesen, dass die Wechselatmung den Blutdruck senkt.

Atemübungen bereiten Sie darauf vor, Ihren Geist durch Meditation und Achtsamkeit zu beruhigen und zu lenken. Sie können auch dazu beitragen, dass Sie sich spirituell verbunden fühlen, was Ihnen helfen kann, Stress abzubauen.

Das Wort für »Gott« im Hinduismus lautet »Brahman«. Darin steckt die Sanskritwurzel »bri«, was »atmen« bedeutet. Diese Tradition geht davon aus, dass Gott die Entwicklung des Universums aus seinem Wesen ausatmet und dann, wenn die Welt zu verrückt wird, alles wieder einatmet.

Meditation

Weil sie so mächtig ist, ist die Meditation das Ziel aller vorangegangenen Yogapraktiken, die uns auf diese tiefere Arbeit vorbereiten sollen. Wir denken etwa dreihundert bis tausend Gedanken pro Minute. Jeder einzelne von ihnen beeinflusst unser Stressniveau und damit unseren Körper und seinen Lymphfluss.

Wir können diese Gedanken verlangsamen und schwierigere durch friedlichere Gedanken ersetzen, indem wir meditieren, um den Stress direkt zu reduzieren. Darüber hinaus kann der tiefe Frieden unseres essenziellen Bewusstseins deutlicher werden, wenn der Geist ruhiger ist. Dies wirkt sich auf unseren Lymphfluss aus: Je entspannter wir sind, desto größer bleiben die Kanäle und desto mehr Lymphflüssigkeit kann fließen.

So geht's:

- Nehmen Sie zunächst eine bequeme Position ein. Sie können sich auf einen Stuhl oder auf ein Kissen setzen. Versuchen Sie, Ihren Rücken so gerade zu halten, wie es bequem für Sie ist.
- Wählen Sie als nächstes einen Fokus. Sie können einen Klang wiederholen, zum Beispiel »Om« oder »Om Shanti« (»shanti« bedeutet »Frieden«), das Wort »Entspannung« oder »Frieden«. Sie können auch ein kurzes Gebet sprechen oder einfach Ihren Atem beobachten.

Beginnen Sie mit ein paar Minuten und steigern Sie es allmählich. Meditieren Sie so lange, wie Sie völlig entspannt sind. Die meisten Menschen sind der Meinung, dass am Anfang zweimal täglich 20 Minuten am hilfreichsten ist. Sie können diese Zeit nach Bedarf steigern, wenn es für Sie angenehm ist.

20-Minuten-Flow

Wir empfehlen Ihnen, wann immer es möglich ist, die gesamte beschriebene Yoga-Routine aus Übungen, Atemübungen und Meditation durchzuführen. Wenn Sie nicht alles unterbringen können, können Sie die grundlegenden Übungen auch in einem 20-Minuten-Flow durchführen.

So geht's:

- Beginnen Sie mit drei Sonnengrüßen (Seite 133), um Ihre Muskeln aufzuwärmen, Ihre Haltung zu korrigieren und Ihre Lymphflüssigkeit maximal zu fördern.
- Führen Sie die Dehnungen für den oberen und unteren Rücken (Kleine Kobra, Seite 135, Rückenbeuge, Seite 135) durch, um den Lymphfluss in diesen wichtigen Bereichen zu verbessern.
- Stellen Sie Ihren Körper im Schulterstand (Seite 136) auf den Kopf, damit die Schwerkraft Ihrer Lymphflüssigkeit hilft, abzulaufen. Beugen Sie anschließend den Nacken nach hinten (Halsverlängerungshaltung, Seite 137).
- Führen Sie eine kurze Tiefenentspannung (Seite 138) durch, bei der Sie Ihre Muskeln anspannen und wieder loslassen,

um den Lymphfluss zu unterstützen und die Lymphgefäße zu entspannen. Wenn die Lymphgefäße weiter sind, kann mehr Flüssigkeit durch sie hindurchfließen.

- Atmen Sie ein paar Mal tief in den Bauch ein, was auf die größten Lymphgefäße im Brustkorb drückt und dadurch den Lymphfluss fördert (Seite 139).
- Meditieren Sie ein paar Minuten (Seite 141), konzentrieren Sie sich und entspannen Sie Ihren Geist.
- Bleiben Sie den ganzen Tag in diesem Zustand der Entspannung.

5-Minuten-Quick-Yoga

Wenn Sie nur ganz wenig Zeit haben, empfehlen wir das Fünf-Minuten-Programm.

So geht's:

- Machen Sie einen Sonnengruß (Seite 133).
- Führen Sie eine sehr schnelle Tiefenentspannung (Seite 138) durch. Atmen Sie tief ein und spannen Sie alle Muskeln auf einmal an. Dann atmen Sie stoßweise aus, während Sie alle Muskeln entspannen.
- Verbringen Sie einige Momente mit der dreistufigen Tiefenatmung (Seite 139).
- Meditieren Sie ein paar Minuten (Seite 141).
- Bleiben Sie in diesem Zustand des Friedens.
- Wiederholen Sie diese fünfminütige Sequenz nach Bedarf.

Stichwortverzeichnis

A

Achtsamkeit 107, 108
Adrenalin 99
Alpha-Liponsäure 129
Alpha-Synuclein 65
Alzheimer 58
amerikanische Standardernährung 74
Atemübungen 31, 139
– dreistufige Tiefenatmung 139
– Wechselatmung 140
Atmung 32, 96
Augenübungen 132

B

Ballaststoffe 75
Bauchspeicheldrüse 45
BDNF 70, 71
Beta-Amyloid 63, 65
Bewegung 85, 87, 88, 89
Bildsprache 139
Blut-Hirn-Schranke 61, 67, 68
Butyrat 84
B-Vitamine 128

C

Cholesterin 27, 28
Cholesterinspiegel 87
Coenzym Q 10 129
Colitis ulcerosa 49
COVID-19 42

D

Dankbarkeit 108
Darm 48
– Funktionsweise 45
Darm, löchriger 66
Demenz 58
Dickdarm 45
Diosmin 130
Dünndarm 45

E

Entspannung 102
Entzündung, chronische 13
Entzündungen 28
Entzündungsreaktionen 37
Epigenetik 14, 89
Ernährung 33
Ernährungsplan 112

F

Fasten 57
Fett 74
Fettgewebe 55
Fettleibigkeit 53
Flavonoide 69, 84

G

Gallenblase 46
Gebet 108
Gedächtnis 89
Gehirn 21, 59, 65, 88
– Funktionsweise 59
Gehirn-Rückenmark-Flüssigkeit 66, 68, 104
Gemeinschaft 109
Gemüse 80
Gliazellen 60, 67
Glutamat 64
Gluten 69, 81
glymphatisches System 22, 67

H

HDL-Cholesterin 21, 28
Hering-Breuer-Reflex 139
Herz, Funktionsweise 26
Herzkrankheiten 24, 25
Herz-Kreislauf-System 21
Hesperidin 129

I

Immunsystem 20, 39, 42
– Funktionsweise 36
Insulin 54, 82
Intervallfasten 56
Intervalltraining 92

K

Kalorien 54, 73
Kardiotraining 90
ketogene Ernährung 82, 83
Kohlenhydrate 78, 79
Krafttraining 92
Krebs 35, 38, 39
Krebszellen 37
Kurkumin 129

L

Lachen 108
LDL-Cholesterin 21, 27
Leaky Gut 50, 66
Lebensmittel, empfehlenswerte 76
Leber 46
lektinfreie Ernährung 81
Liebe 108
löchriger Darm 50
Lymphe
– Funktionsweise 19
– Hauptaufgaben 18
Lymphknoten 41
Lymphpumpe 31, 50

M

Magen 45
Magnesium 128
Makronährstoffe 73
Massage 31, 102, 103
Meditation 33, 107, 141
Mikrobiom 48, 69
Mikronährstoffe 73, 75, 81
Mineralstoffe 128
Mittelmeerdiät 79, 81, 83
Morbus Crohn 49
Musik 31, 132
Muskeln 97, 98

N

Nahrungsergänzungsmittel 34, 81
Neuronen 60, 71

O

Obst 80
Omega-3-Fettsäuren 128

P

Paleo-Diät 82, 83
Parasympathikus 47, 135
Parkinson 80
– Ursachen 66
Polyphenole 69, 84
Pterostilbene 62, 129

R

Resveratrol 62, 129
Rezepte
– Apfel-Quinoa-Bowl mit Ingwer und Zimt 115
– Apfel-Rosenkohl-Salat mit Walnüssen 120
– Beeren-Smoothie, veganer 116
– Blumenkohlsalat, mediterraner mit Hähnchenschenkeln 119
– Bohnen-Burger mit Salat und Avocado-Dressing 117
– Gemüse-Ingwer-Pfanne 124
– Guacamole 127
– Hähnchen-Tacos mit Krautsalat 123
– Heilbutt mit grünen Bohnen und Tomaten 126
– Hummus, cremiger 127
– Kichererbsen-Bowl mit gerösteten Tomaten 124
– Kürbisnudeln mit Pesto und Garnelen 121
– Linsen-Kichererbsen-Eintopf 118
– Mandel-Haferflocken-Muffins mit Blaubeeren 116

– Nussmischung, geröstete, mit Kräutern 126
– Rühreier auf griechische Art mit grünem Gemüse 115
– Salat, asiatischer, mit Orangen und Mandeln 118
– Thai-Curry-Bowl 122
– Thunfischsalat mit Oliven und Gurken 120
– Tofu, gebackener, mit Spargel und Bohnenpüree 125
– Wildlachs, gebratener, mit Zitrus-Salsa 122
Rosskastanienextrakt 130

S
Sauna 32
Schaumzellen 28
Schlafen 70
Seele 106, 107
Serotonin 46, 47
Singen 131
Sonnengruß 133
Spiritualität 104
Stress 98, 99, 105
Summen 131
Supplementierung 128
Sympathikus 47

T
Tau-Proteine 65
Tiefenentspannung, progressive 138
Trampolin 32, 69, 93, 94
Traubenkernextrakt 130

U
Übergewicht 53, 54

V
Vagusnerv 46
vegane Ernährung 80
vegetarische Ernährung 80
Verdauungssystem 22, 44, 46, 49
Visualisierung 139
Vitamine 128
Vollwertkost 56

Y
Yoga 33, 95, 100, 131
– positive Effekte 101
Yogaübungen
– 5-Minuten-Quick-Yoga 142
– 20-Minuten-Flow 141
– Bogen 136
– Drehsitz 137
– Halsverlängerungshaltung 137
– Kleine Kobra 135
– Rückenbeuge für den unteren Rücken 135
– Schulterstand 136
– Sitzende Vorbeuge 136
– Sonnengruß 133, 134
– Vorbeuge mit gekreuzten Beinen 138

Z
Zink 128
Zucker 75, 79, 82

Bibliografische Information der Deutschen Nationalbibliothek
Die Deutsche Nationalbibliothek verzeichnet diese Publikation in der Deutschen Nationalbibliografie; detaillierte bibliografische Daten sind im Internet über http://dnb.d-nb.de abrufbar.

Programmplanung: Katja Liese
Projektmanagement: Sabine Ilg
Redaktion: Ursula Brunn-Steiner, Vaihingen/Enz
Bildredaktion: Christoph Frick, Marie Crämer
Covergestaltung: © Thieme
Layout: CYCLUS · Visuelle Kommunikation, Stuttgart

Bildnachweis
Covermotiv und Bilder S. 3, 8, 110: © Thieme
Zeichnungen: Christine Lackner, Ittlingen

Die US-amerikanische Originalausgabe erschien 2021 unter dem Titel “Lymph & Longevity. The Untapped Secret to Health”.

1. Auflage 2023

TRIAS Verlag in Georg Thieme Verlag KG
Rüdigerstraße 14, 70469 Stuttgart, Germany
www.trias-verlag.de

Printed in Germany

Satz: Reemers Publishing Services GmbH, Krefeld
Druck: Westermann Druck Zwickau GmbH, Zwickau

Gedruckt auf chlorfrei gebleichtem Papier

ISBN 978-3-432-11695-2

Auch erhältlich als E-Book:
eISBN (ePub) 978-3-432-11696-9

1 2 3 4 5 6

Energiegeladen & **selbstbewusst**

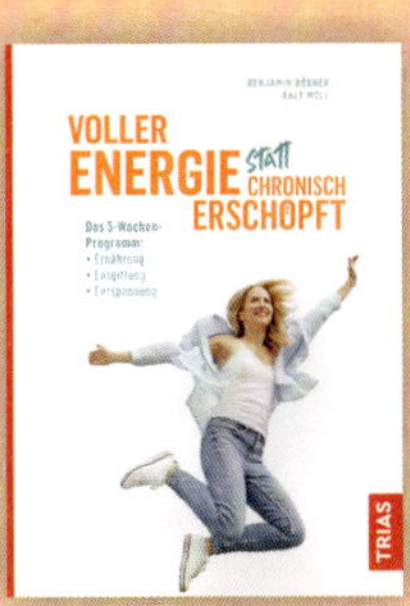

Benjamin Börner/Ralf Moll
Voller Energie statt chronisch erschöpft

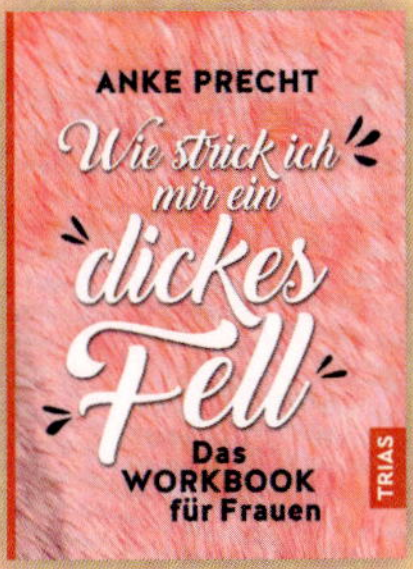

Anke Precht
Wie strick ich mir ein dickes Fell

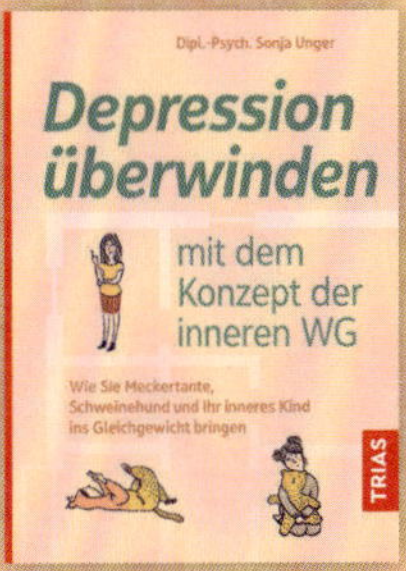

Sonja Unger
Depression überwinden mit dem Konzept der inneren WG

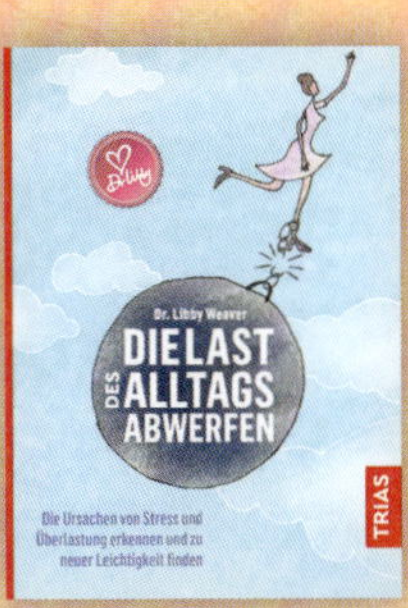

Libby Weaver
Die Last des Alltags abwerfen

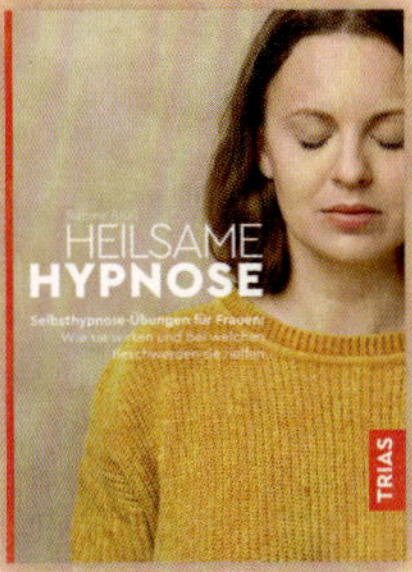

Sabine Brüß
Heilsame Hypnose

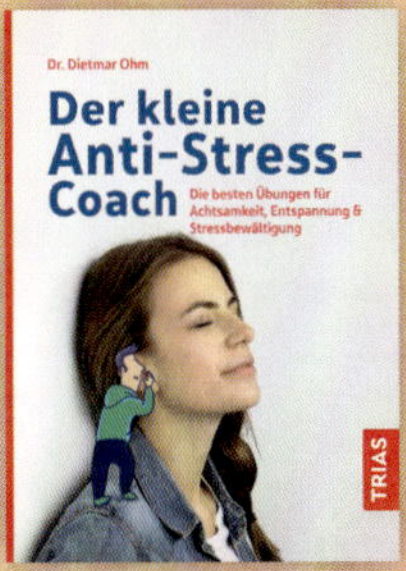

Dietmar Ohm
Der kleine Anti-Stress-Coach

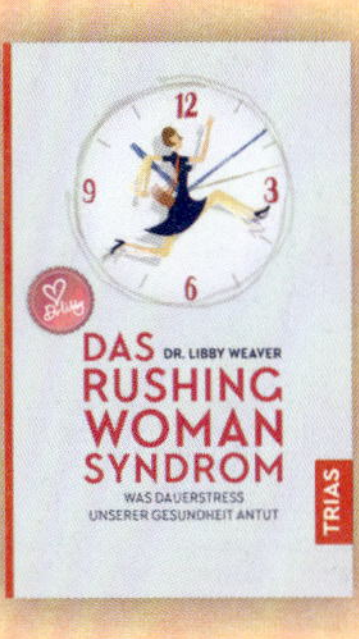

Libby Weaver
Das Rushing Woman Syndrom

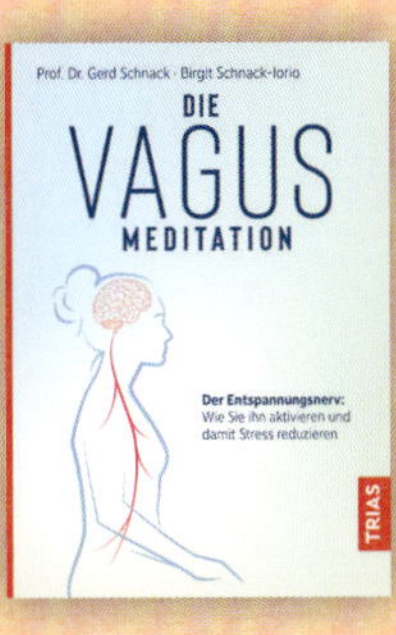

Gerd Schnack/
Birgit Schnack-Iorio
Die Vagus-Meditation

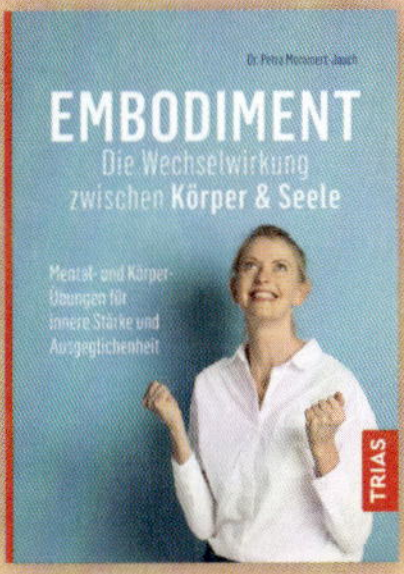

Petra Mommert-Jauch
Embodiment

Auch erhältlich als E-Book!

Mehr Bücher finden Sie hier:
www.trias-verlag.de